儿童牙体修复学

Pediatric Restorative Dentistry

儿童牙体修复学
Pediatric Restorative Dentistry

（巴西）索拉亚·科埃略·利尔
（ Soraya Coelho Leal ）　主编
（巴西）伊丽安娜·竹下光惠
（ Eliana Mitsue Takeshita ）

汪　俊　主审

汪　鹭　高艳霞　主译

北方联合出版传媒（集团）股份有限公司
辽宁科学技术出版社
沈　阳

图文编辑

杨 帆　刘 娜　张 浩　刘玉卿　肖 艳　刘 菲　康 鹤　王静雅　纪凤薇　杨 洋

First published in English under the title
Pediatric Restorative Dentistry
Edited by Soraya Coelho Leal and Eliana Mitsue Takeshita, edition:1
Copyright © Springer International Publishing AG, part of Springer Nature, 2019
This edition has been translated and published under licence from
Springer Nature Switzerland AG.
Springer Nature Switzerland AG takes no responsibility and shall not be made liable
for the accuracy of the translation.

©2023，辽宁科学技术出版社。
著作权合同登记号：06-2021第269号。

图书在版编目（CIP）数据

儿童牙体修复学 /（巴西）索拉亚·科埃略·利尔
（Soraya Coelho Leal），（巴西）伊丽安娜·竹下光惠
（Eliana Mitsue Takeshita）主编；汪鹭，高艳霞主译. —沈
阳：辽宁科学技术出版社，2023.3
　　ISBN 978-7-5591-2697-9

　　Ⅰ．①儿…　Ⅱ．①索…②伊…③汪…④高…　Ⅲ.
①小儿疾病—牙体—修复术　Ⅳ.①R781.05

中国版本图书馆CIP数据核字（2022）第150648号

出版发行：辽宁科学技术出版社
　　　　　（地址：沈阳市和平区十一纬路25号　邮编：110003）
印 刷 者：凸版艺彩（东莞）印刷有限公司
经 销 者：各地新华书店
幅面尺寸：210mm×285mm
印　　张：9
插　　页：4
字　　数：180千字
出版时间：2023年3月第1版
印刷时间：2023年3月第1次印刷
策划编辑：陈　刚
责任编辑：金　烁
封面设计：袁　舒
版式设计：袁　舒
责任校对：李　霞

书　　号：ISBN 978-7-5591-2697-9
定　　价：168.00元

投稿热线：024-23280336
邮购热线：024-23280336
E-mail:cyclonechen@126.com
http://www.lnkj.com.cn

前言
Preface

    大约2年前，Springer出版社邀请我们编写一本有关儿童牙体修复学的图书，对此我们深感荣幸。我们考虑了很久才决定接受此邀请，因为这并不是一个简单容易的主题。儿童患牙修复存在多种方案，有些方案在某些国家已为大家所熟知并得以应用，而在其他一些国家却并非如此。因此，编写一本对全球牙科从业者有益的图书是个很大的挑战。最终我们决定聚焦于大家熟知且已被临床研究验证的修复方案。

    当然，需要明确指出，本书不会仅仅介绍口腔材料和修复技术。这一点初看上去似乎与本书主题相悖，但其背后的理念在于：最适合的修复方案往往需要考虑结合儿童的具体需求和当时的具体情境。如果治疗全程中没有找到准确的病因，或者没有对不良口腔习惯进行干预，修复治疗往往会失败。我们希望推广这样一种理念：儿牙医生需要首先基于家庭情况、儿童个体及其口腔健康状况进行综合诊断，然后再决定是使用无创方案还是微创方案对其龋病进行治疗。仅仅进行修复并不能从根本上解决龋病问题。想要长期保持治疗效果，口腔健康的维护是关键因素。

    最后，我们要感谢所有为本书出版付出巨大贡献的同事们。如果没有他们提供的专业知识和协作，本书的编写一定不会这么顺利。

    我们诚挚地希望世界各地的牙科从业者都能受益于我们的分享。

Soraya Coelho Leal，巴西利亚大学儿童口腔科

Eliana Mitsue Takeshita，巴西利亚大学口腔科

审译者名单
Reviewer and Translators

主　审　汪　俊　上海交通大学附属第九人民医院儿童口腔科　主任，博士生导师

主　译　汪　鹭　极橙儿童齿科

　　　　高艳霞　极橙儿童齿科

译　者（按姓名首字拼音排序）

　　　　曹　妍　极橙儿童齿科

　　　　陈思慧　极橙儿童齿科

　　　　陈新鹏　极橙儿童齿科

　　　　高艳霞　极橙儿童齿科

　　　　关孟莹　极橙儿童齿科

　　　　何　舒　极橙儿童齿科

　　　　李荣智　九州大学口腔医学博士在读

　　　　刘晓静　极橙儿童齿科

　　　　卢业明　东京医学齿科大学口腔医学博士在读

　　　　齐　鹤　极橙儿童齿科

　　　　齐　帅　同济大学口腔医学博士在读

　　　　汪　鹭　极橙儿童齿科

　　　　王娇娇　极橙儿童齿科

　　　　许文霞　哈尔滨医科大学口腔医学博士在读

　　　　杨馥宁　美国礼来公司

　　　　贠晓菲　极橙儿童齿科

　　　　岳　柳　极橙儿童齿科

 扫码关注"儿牙俱乐部"公众号

读者对本书内容若有疑问，可在后台留言

目录
Contents

扫一扫即可浏览参考文献

龋病诊断：一项综合实践
Caries Diagnosis：A Comprehensive Exercise

第1章

Soraya Coelho Leal，Eliana Mitsue Takeshita，
Renata O. Guaré，Michele B. Diniz

1.1　引言

根据"微创牙科学"（Minimal Intervention Dentistry，MID）的理念，应当为患者提供相关信息以帮助他们提升与口腔健康相关的个人技能，并需要激发患者的内在动力，维护其自身口腔健康。对儿童而言，这项任务应由家长或照护人承担[1]，他们不仅在诊疗决策过程中发挥着重要作用，同时也在治疗结束后的维护孩子口腔健康的任务中扮演着重要的角色。

由于儿童健康相关问题的决策者通常是父母，所以口腔医生在为患儿进行牙科诊疗前，必须尽力了解患儿家人的信仰体系，同时需要了解家庭的社会经济地位和家长受教育水平对儿童口腔健康可能造成的影响。成功的诊疗与全面诊断密不可分，后者包括儿童生活环境的种种影响因素。

因此，除急诊情况外，患儿在第一次到牙科就诊时，重点应在于采集患儿和家庭信息、牙科和全科病史以及口腔卫生和饮食习惯的相关数据。这些信息以及口腔检查收集到的信息使口腔医生可以确认患儿需求并制订最佳的牙科诊疗方案。

1.2　患者信息

毫无疑问，龋病是儿童最常见的慢性疾病，影响着全球成千上万的儿童[2]。虽然在过去几十年里，一些国家儿童龋病发病率有下降趋势，但不同国家之间以及同一国家的不同地区之间，患龋率仍然存在着巨大差异[3]。有一项系统评价对社会经济地位与龋病患病率、疾病发展或发病率之间的相关性进行了评估，其中的社会经济地位指的是患者自身或者家长的教育或职业背景及收入情况。这项系统评价得出的结论是：社会经济地位低与出现龋损或有患龋经历的发生概率高相关[4]。另一项1999—2010年在巴西

S. C. Leal (✉) · E. M. Takeshita
Department of Pediatric Dentistry, Faculty of Health Science, University of Brasilia,
Brasilia, Brazil
R. O. Guaré · M. B. Diniz
Pediatric Dentistry, Cruzeiro do Sul University, São Paulo, Brazil

© Springer International Publishing AG, part of Springer Nature 2019
S. C. Leal, E. M. Takeshita (eds.), *Pediatric Restorative Dentistry*,
https://doi.org/10.1007/978-3-319-93426-6_1

1

进行的龋病流行病学研究的系统评价也有类似发现，其结果显示贫穷人群和低教育水平人群的患龋率更高[5]。

有关儿童龋病，另一个重要因素是家长的受教育水平。文献显示，与未完成高中教育的照护人相比，完成高中教育的相对高教育水平的照护人，其子女未治疗龋齿的数量更少[6]。然而，具体需要受教育多少年才能对孩子的口腔健康产生影响并无明确数据。有研究表明，在发展中国家，受教育时间少于8年的母亲，她们的孩子患龋率更高[7-8]。

此外，家庭结构似乎也对儿童的龋齿存在重要影响。荷兰的一项研究发现，家庭结构与龋病的发生率有相关性，其结果表明在为患儿制订诊疗计划时，家庭规则的建立、角色的划分、对规则的遵守以及解决问题的能力，都是需要考虑的重要因素[9]。此外，还有证据表明单亲家庭的孩子患龋的可能性高于正常家庭[10]。

1.3　了解龋病

对患儿的家庭背景进行了解之后，诊疗过程的下一步是口腔检查。龋病评估是口腔检查的内容之一，是准确定义患儿龋病状态中非常关键的一环。但是，在详细介绍具体步骤之前，有必要先统一龋病的定义，因为很多文献中的定义也不尽相同。

在以往的认知里，龋病是一种由变形链球菌引起的、可传播的感染性疾病。但是，采用先进的分子微生物学技术进行的研究发现，龋病的发生和发展要归因于多种微生物的联合作用[11-12]。即便在摄入富糖食物时，在生物膜中也发现了更多种类的产酸微生物族群[13]。另外，在没有变形链球菌，但在唾液链球菌、副溶血链球菌和远缘链球菌水平升高的宿主中也检查出了龋损[14]。

关于微生物的来源，重要的是要理解婴儿获得口腔菌群是一个自然的过程，传播给孩子的是微生物而不是疾病。所以，在本书中龋病被定义为：频繁摄入可发酵碳水化合物时，口腔生物膜中微生物种群失衡，微生物群渐渐演变为耐酸的、产酸的以及致龋的微生物群。这个失衡的状态会影响牙体硬组织的脱矿和再矿化过程，可能导致矿物质逐渐丧失，随着时间的推移，最终在临床检查中得以被发现[15]。

上述过程适用于所有的牙齿，包括乳牙和恒牙。不过考虑到患儿的年龄，我们使用了一个特定名词——低龄儿童龋（Early childhood caries，ECC），来描述这一年龄阶段的龋病。ECC是指发生于婴儿和低龄儿童的猖獗龋。

根据美国儿童牙科协会（AAPD）的定义[16]，ECC是指在71个月龄（6岁）以前，乳牙出现一颗或多颗龋齿（非洞型龋损或洞型龋损）、因龋导致牙齿丧失或者牙面充填。然而如果3岁以内，乳牙光滑面出现任何龋病的症状可能更严重（图1.1）。这种情况下，该疾病则称为重度低龄儿童龋（sECC）。重度低龄儿童龋在大龄儿童中也会出现（表1.1）。

一项系统评价表明，ECC定义的不一致以及使用的诊断标准不同限制了对ECC患病率的了解[17]。例如，尽管根据AAPD的要求，在检测ECC和sECC时未形成龋洞的龋损都应当被记录，但依然可以发现，在学龄前儿童的龋病检查中，只记录了累及牙本质的龋损情况[18-19]。不包含釉质龋会导致对龋病患病率的低估。

然而，除了难以对采用不同评估方法进行的流行病学调查比较外，有证据显示，口腔学界无论在降低龋病发生方面，还是减少儿童未治疗龋齿数量方面，都举步维艰[20]。例如，巴西最新的全国口腔健康

图1.1 （a）22个月龄患儿的乳牙列出现非洞型龋损（上颌乳尖牙）及洞型龋损（其余牙）；（b）第二乳磨牙尚未萌出

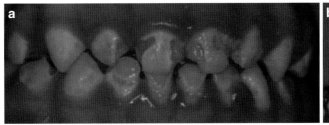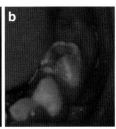

表1.1 各年龄段重度低龄儿童龋的分类[16]

年龄	描述
3岁	上颌乳前牙有一颗或多颗龋损、龋致失牙、光滑面充填物，或乳牙龋失补牙面数（dmfs）≥4
4岁	上颌乳前牙有一颗或多颗龋损、龋致失牙、光滑面充填物，或乳牙龋失补牙面数（dmfs）≥5
5岁	上颌乳前牙有一颗或多颗龋损、龋致失牙、光滑面充填物，或乳牙龋失补牙面数（dmfs）≥6

调查显示，53.4%的5岁儿童至少有一颗龋、失、补的牙齿。更糟糕的是，所观察的这些儿童中，80%的龋病进展都与龋损相关因素（D-component）有关[21]。

1.4　龋病的检测

龋病诊断与其他诊疗步骤密切相关，是龋病风险评估、龋病管理以及制订治疗决策进程的基础[22-23]。但是，口腔医生在诊断时常常遇到困难，所以有必要先对龋病诊断的最新循证见解进行阐述。

文献中对日常临床工作中用于龋病检测、评估、诊断和管理的各种术语常常会令人感到困惑。龋病检测是指识别由龋病引发的釉质和/或牙本质和/或牙骨质变化的过程[24]。龋损评估是指检测出龋损之后对其特征进行评估——例如，严重程度（龋损深度和表面完整度）、范围（釉质层或本质层）、活跃性（活跃或静止）[24]。龋病诊断是指一项根据体征和症状识别疾病的技术或操作[25]，能够识别既往龋病或现有龋病[24]。龋病管理是指借助手术及非手术的手段对龋病进行治疗和预防[22]。

了解了这些概念之后，让我们首先聚焦在龋病检测上。对所有牙面进行视诊/探诊是临床最常见的龋病检测方法，这一过程中需要配合使用口镜和三用枪以及良好的照明，对清洁干燥的牙面[26]进行完整度、质地、透光度/不透光度、部位和颜色等综合检查[27-29]。

临床上，釉质的早期龋损最初可表现为不透光白斑，比周围釉质质地稍软，牙面干燥后白色更加明显。脱矿导致牙齿表面下方产生组织孔隙，从而使龋损部位呈乳白色外观。龋损预示着釉质孔隙度增加，通常可因内源性色素或外源性色素渗透入龋损部位引起褐色或黑色改变[24,30]。如果脱矿因素持续存在，釉质龋可以发展成为（微小）龋洞。微小龋洞是指表层已丧失完整性但是视觉上龋洞不明显的龋损，这类龋损尚可通过预防措施控制其发展，因此及时检查出这样的龋损至关重要。

已形成的洞型龋损，肉眼即可见表面不完整，牙体组织明显不连续或崩解。龋洞出现时，通常难以通过口腔清洁控制龋洞中生物膜的积聚。尽管也有仅通过牙刷牙膏清除较大型乳牙牙本质龋洞中的生物膜的成功病例[31]，但是通常还是需要侵入性干预手段进行治疗[24]。

一项近期的系统评价表明，视诊具有良好的总体效果。使用详细的、有效的评估系统有助于提高视诊的准确度[32]。此类系统，例如国际龋检测与评估系统（ICDAS）[33]、龋病评估谱与治疗（CAST）工具[34]，以及Nyvad标准[28]都对龋病进展中临床相关阶段的特征进行了描述（包括釉质龋阶段）。这些系统中，ICDAS与CAST没有包括龋活跃度评估，如有需要再单独进行龋活跃度评估。Nyvad标准则包括了龋活跃度评估，评估的指标包括表面质地和龋损部位光泽度[28]。

有一个争议点在于具体检查应如何进行。使用尖锐探针时可能造成表面缺陷、龋损扩大和损伤牙齿表面，因此使用尖锐探针进行探诊的操作值得商榷[35]。所以，推荐使用世界卫生组织（WHO）推荐的探针（球形末端直径0.5mm）来检查釉质是否不连续或出现微小龋洞，以及评估釉质表面质地[36]。

视诊辅以影像学检查也是龋病检查的常用策略。咬合翼片作为临床辅助检查方法适用于检测发展到一定程度的龋损（已发展至牙本质）和洞型邻面龋。但是，影像学检查在诊断殆面釉质龋和小范围牙本质龋时，其有效性较为局限[37]。影像学检查在邻面龋检查中非常有效，但是该方法技术敏感性高，且不可避免地增加患儿放射线暴露的风险[36]。因此，是否进行影像学检查需要根据患儿就诊的原因（初诊、复诊或是急诊），以及龋病的临床表现进行决策[38]。

最后一点，判断龋活跃度非常重要。龋活跃度的评估对确认患者就诊诉求以及制订最佳治疗计划至关重要。活跃的龋损意味着龋损处于快速发展和进展中，在一段时间内会出现矿物质的大量丧失。低活跃度的龋损则并不会发生大量矿物质丧失，意味着龋病不再进展，可以认为是旧疾形成的"瘢痕"[24]。评估牙齿表面龋活跃度的时候需要考虑临床情况，例如肉眼所见、探诊的手感以及菌斑是否堆积[28,39]。

釉质表面呈白色/黄色不透光影和白垩色（同时伴有光泽度下降）时，龋损很可能处于活跃状态，探针末端于表面移动时有粗糙感，而且龋损位于菌斑聚集的部位（窝沟点隙、近牙龈区域以及接触点下方的邻面）。活跃性牙本质龋探诊时质软或有皮质感。而表面白色、褐色或褐色釉质龋活跃度低，此时釉质表面有一定光泽，探诊时质硬且光滑，而且龋损部位多位于远离龈缘的光滑面。牙本质非活跃性龋损可能会呈现出一定光泽，探诊时质硬[24,28,36]（图1.2）。

图1.2 （a）近龈缘的活跃性釉质龋；（b）远离龈缘的非活跃性釉质龋；（c）乳尖牙颊面活跃性牙本质龋；（d）第二乳磨牙殆面和近中面非活跃性牙本质龋

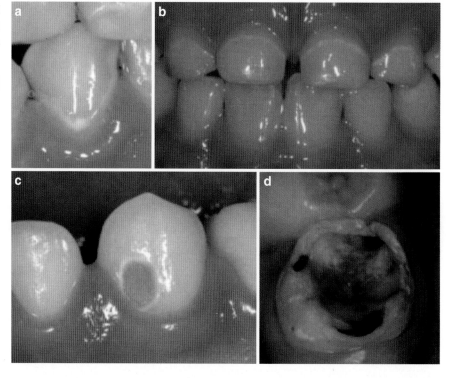

了解了上述的特点，口腔医生能够正确地检测出龋损并且判断出是否处于活跃状态。这是指引医生以循证为导向、以患者为中心并制订个性化诊疗方案的决定性因素。

1.5 龋病风险评估

微创牙科学（MID）是指在人的一生中尽可能地保存牙体组织[40]，聚焦于预防和在疾病早期阶段阻断其发展的一种治疗理念[41]。基于此目的，龋病风险评估（CRA）模型应运而生，并被视为MID治疗方案的基石，帮助口腔医生制订最合理的干预计划和个性化随访方案[42]。

CRA模型通过分析疾病发生发展过程中的影响因素[43]，评估一定时间段内新发龋的可能性[44]。目前已有多个因素被证实为龋病进展的预测因素。如果只能考虑一项风险因素，对于任何年龄人群患者，既往的患龋状况都是最具影响力的预测因素，而对学龄前儿童而言，这一因素预测的准确性更高[45]。

在过去几十年里，龋病是一种多因素疾病的学术观点促进了不同龋病风险评估模型的研发（表1.2）。

表1.2 各种龋病风险评估模型的主要特点、年龄人群、结果呈现方式

龋病风险评估模型	主要特点	年龄人群	结果呈现方式
Cariogram系统（一种计算机程序式龋病风险评估系统）[48]	软件程序可评估以下风险因素：龋病史、相关疾病、饮食种类及频次、菌斑量、变形链球菌、氟化物的使用、唾液分泌、缓冲能力，以及口腔医生的临床诊断	所有年龄人群	提供个体出现新龋损的可能性
龋病风险评估和管理系统（CAMBRA）[49]	基于疾病指征、生物性风险因素及保护性因素的评价表格。个体年龄不同，调查变量不同	针对不同年龄人群的2种表格：（1）学龄前儿童（0~5岁）（2）6岁至成年	将个体归类于4个龋病风险类型：低、中、高、极高
龋病风险评估工具（CAT）[50]	基于临床情况、环境特点和全身健康对龋病风险指征进行评估的评价表格	针对不同年龄人群的2种表格：（1）学龄前儿童（0~5岁）（2）6岁至成年	将个体归类于3个龋病风险类型：低、中、高
口腔健康风险评估（OHRA）[51]	基于风险因素、保护性因素和临床发现的评价表格	幼儿	将个体归类于2个龋病风险类型：低、高
新加坡国立大学龋病风险评估（NUS-CRA）[52]	考量临床因素和社会人口因素的软件程序	学龄前儿童	提供个体出现新龋病的可能性

这些模型基于对龋病发生相关的保护性因素和致病性因素进行分析。保护性因素（唾液及其组分：氟、钙、磷）与致病性因素（细菌、可发酵碳水化合物的摄入频率、唾液功能减弱）之间的平衡是影响脱矿与再矿化平衡最重要的因素[46]。这两种因素决定了龋损会继续发展或者保持静止[47]。

如表1.2所示，并非所有龋病风险评估模型适用于所有儿童，一些龋病风险评估模型针对不同年龄的儿童有不同的表格。但各种工具也有共同之处，其共同之处在于都包括了临床评估结果，只不过使用的阈值不同。例如，CAMBRA[49]会将光滑面的白斑纳入评估，而CARIOGRAM[48]中"患龋经历"则仅根据DMFS（恒牙龋失补牙面数）/dmfs（乳牙龋失补牙面数）值进行评估。另一个所有模型都会评估的变量是肉眼可见的菌斑。毫无疑问，釉质龋和生物膜的存在与龋活跃度相关因素[28]。如果患儿已有活跃性

龋损，又没有定期阻断生物膜的形成，那么从口腔健康角度来评估，该患儿已经不只是处于风险阶段，而是已经处于患病阶段[53]。如果经过预防措施后，龋损活跃度转为静止，患儿可以被纳入其他相应龋风险组别。此外，值得注意的是，患者在生活中常常暴露于不同的龋风险因素中[46]。例如，一名原本不具患龋风险的儿童在恒磨牙萌出阶段时，就有可能处于患龋风险中。

CRA模型中其他常见的评估变量还包括氟化物的使用和饮食习惯。我们知道对于没有定期使用氟化物的患者来说，糖的摄入是高龋风险因素[54]。龋风险因素越高，就越需要增加保护性因素的强度来逆转龋病的发展[55]。对于氟化物，需要设置相关问题评估儿童接触氟化物的来源。饮食习惯方面，NUS-CRA[52]和OHRA[51]除了询问家长"餐间零食""碳水化合物的摄入""含糖饮料"外，还评估了"母乳喂养的月数"[52]以及"密闭杯/吸管杯内除水以外其他饮料的摄入"[51]。很明显，尽管各CRA模型中采集饮食和氟化物信息的方法各不相同，但这两个变量均出现在各个模型中，说明了二者在龋病进展中的重要性。

CAMBRA对于低龄儿童（0~5岁）还评估了母亲的口腔健康[49]，OHRA也有此项内容[51]。CAMBRA另外还评估了家庭社会经济地位，NUS-CRA模型也对此因素做了分析[52]。对这些变量进行评估是因为母亲的行为和家庭状况会对疾病的发生发展产生影响[5]。

CRA模型的争议之处在于其有效性。近期的系统评价表明[45,56]，有关这些模型有效性的科学证据等级弱且有限，特别是对于学龄前儿童。然而，应用标准化龋病风险评估模型在家庭口腔健康教育方面具有出色的教学价值，有助于帮助医生制订合理的治疗计划，建立个性化的复诊方案。

1.6　思考

虽然本书内容主要关于儿童口腔的修复诊疗操作，但是必须强调的是，牙本质龋洞修复时选择最优的材料需要考量诸多因素，例如患儿的年龄、行为、家长的受教育水平以及家庭社会经济背景。另外，只有在仔细地诊断、识别出影响患儿口腔健康状况的诸多因素之后，才可以进行决策。实施牙体修复治疗不能脱离预防项目，因为修复只是治疗龋病的结果，并不能控制疾病。因此，在随后的章节中会强调促进口腔健康和预防口腔疾病的重要性。

（贠晓非　译　高艳霞　审校）

儿童行为管理
Child Behavioral Management

第2章

Érica N. Lia，Vanessa P. P. Costa

2.1 引言

口腔的治疗通常伴随着恐惧、焦虑、痛苦这类相关描述，尤其是在儿童的诊疗中。尽管恐惧与焦虑代表着不同的含义，但许多学者和口腔医生经常将它们混用。恐惧是一种人类发展的适应性反应，对真实存在或者假想威胁的反应。而牙科恐惧则用于描述患者面对有威胁的牙科刺激时产生的一种"或战或逃（Fight–or–flight response）"的反应[1]。焦虑是指与事实预期有关的情绪煎熬，即使没有出现外界威胁时焦虑仍可存在，包含了复杂的认知、情感、生理、行为反应[2]。恐惧和焦虑是在口腔治疗过程中出现不配合行为的原因之一，会导致儿童对口腔诊疗产生抗拒心理，进而影响儿童的口腔健康以及生活质量[3]。

有一项近期研究显示，根据儿童恐惧调查表–口腔分量表（CFSS–DS）的调查，3～14岁的儿童中牙科恐惧症的患病率为22.6%，牙科恐惧的严重程度随儿童年龄的增长而降低[1]。而使用牙科焦虑量表（DAS）和Corah改良牙科焦虑量表（MDAS）对儿童和青少年牙科焦虑症的患病率进行的研究显示，其发生率为10%～12.2%。使用改良儿童牙科焦虑量表（MCDAS）进行的研究显示，牙科焦虑患病率为13.3%～29.3%[4]。因此，考虑到牙科恐惧和牙科焦虑的影响，接诊患儿时口腔医生不能忽略这些问题。

牙科恐惧和牙科焦虑由多因素导致。其中一些因素（例如，对过往的疼痛经历、对有创治疗的恐惧、与家人分离的恐惧、与陌生人的接触、自控能力的缺乏等），已经被明确认定为牙科恐惧/牙科焦虑的相关因素[5]。此外，家庭收入、龋病的严重程度[6]、家长对儿童在口腔检查中行为表现的期待以及牙痛[5]都会影响牙科恐惧的出现。从未接受过口腔治疗或经常牙齿疼痛的儿童，会比接受过口腔治疗或从来没有牙痛过的儿童，有更高的牙科恐惧患病率以及牙科焦虑水平[6-7]。而疼痛，是一种多维感受，能引起生理、认知、情感和行为上的反应。正因疼痛和焦虑的联系如此紧密，焦虑的患者可能对疼痛更加敏感，并且会夸张他们对疼痛的回忆[8]。

É. N. Lia (✉) · V. P. P. Costa
Department of Pediatric Dentistry, School of Health Sciences, University of Brasília,
Brasilia, Brazil
e-mail: ericalia@unb.br

© Springer International Publishing AG, part of Springer Nature 2019
S. C. Leal, E. M. Takeshita (eds.), *Pediatric Restorative Dentistry*,
https://doi.org/10.1007/978-3-319-93426-6_2

儿童会通过学习他人经历对口腔治疗产生恐惧；因此，家长关于口腔治疗的消极态度会对孩子的牙科恐惧和牙科焦虑程度产生消极的影响[9]。此外，儿童的牙科恐惧已被证实与青少年妈妈的抑郁焦虑有关[10]。

因此，准备为儿童提供口腔治疗的专业人员必须要对儿童常见的恐惧有清楚的认识，这样才能预防或减轻儿童的痛苦。识别出能引起在口腔诊疗时产生的恐惧和焦虑的因素，有助于我们采取针对性的行为管理技巧和恰当的态度，帮助儿童缓解在口腔治疗过程中感受到的紧张[11]。

2.2   儿童行为分级

儿童的行为发展和心理发育是一个从出生到青少年阶段的持续过程，可直接影响他们对口腔治疗和口腔卫生维护的接受程度。牙医必须根据儿童的年龄、文化、社会地位以及父母的情况来评估他们的社会化水平、独立行动的能力和语言能力。此外，还应评估是否存在任何精神和/或身体残疾[12]。需要注意的是，一个人的人格和性格气质与年龄无关；因此，相同年龄的儿童可能会在口腔诊疗过程中表现出不同的行为[12]。

简单划分的话，可将儿童行为分为3个阶段：配合前阶段（Pre-cooperative）、配合阶段（Cooperative）、不配合阶段（Uncooperative）（表2.1）。婴儿和幼儿通常属于配合前阶段，但是这并不意味着，他们现阶段不能配合，在将来就会变得配合。不过随着沟通能力和听从指令能力的提升，配合前阶段的儿童可以向配合阶段转变[12]。

表2.1   口腔治疗中最常见的儿童行为各阶段特征

行为阶段	主要特征
配合前阶段	幼儿（0~3岁） 儿童与其母亲/父母联系紧密 缺乏对口腔治疗的了解 缺乏实际情境下的配合能力 不建议亲子分离（避免分离焦虑）
配合阶段	儿童具有社交能力和沟通能力（通常超过4岁） 牙医和儿童之间可以建立交流 儿童可听从指令
不配合阶段	人格/性格气质或不良治疗经历 精神障碍

来源：Wright GZ, Alpern GD[13]

有时候，儿童会根据治疗的复杂程度和持续时间自行对他们的行为进行调整。同一名儿童可能在预防操作（例如，牙面清洁、涂氟等）时表现配合，在一些有创治疗时（例如，局部麻醉、修复治疗、拔牙、牙髓治疗）表现得并不配合。在某些情况下，家长也会将他们自身的恐惧和焦虑投射给儿童，导致儿童产生不配合的行为[12]。

关于继续行为表现的话题，我们应当特别关注不配合的儿童，追溯他们这种消极行为的原因。它可能包括：儿童的人格或性格气质、以往不良治疗经历（例如，在口腔治疗过程中感受过疼痛）、缺乏医患之间的信任或存在精神障碍[12]。

口腔医生在选择具体的儿童行为管理技巧前，除了必须综合考虑儿童的口腔整体情况，以及本次诊疗的复杂程度，还需对儿童精神和身体的发展情况以及家长的特点进行评估判断[12]。疼痛管理是所有年龄段儿童行为管理的基础。

　　行为管理方法可以分为非药物性行为管理和高阶行为管理（保护性固定和药物性行为管理）（图2.1）。

图2.1　行为管理方法

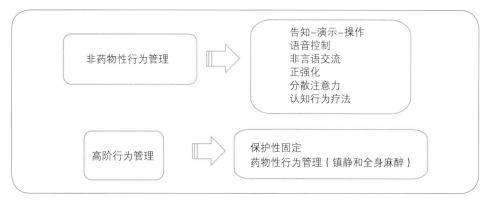

2.3　非药物性行为管理

2.3.1　告知–演示–操作

　　告知（Tell）–演示（Show）–操作（Do）即TSD这一方法十分有效。首先，采用与儿童认知能力和情绪的发育水平相适应的语言对口腔诊疗流程进行口头告知（Tell）；然后，通过视觉、听觉、嗅觉、触觉等途径向儿童演示（Show）口腔诊疗中所用到的设备和材料；最后，进行诊疗操作（Do）（图2.2）。也可以同时使用其他沟通技巧（语言的和非语言的沟通技巧）以及正强化。TSD的主要目的是让儿童熟悉口腔诊疗环境，提高对口腔治疗操作的接受度[12,15-16]。

图2.2　TSD的3个步骤：（a）牙医依据儿童的年龄，用适合的语言和表情告知涉及的口腔诊疗操作；（b）在儿童的手指上演示口腔预防操作；（c）进行口腔预防操作。可以辅助使用分散注意力的行为引导技巧，借助玩具、色彩鲜艳的衣服等

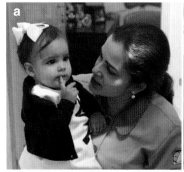
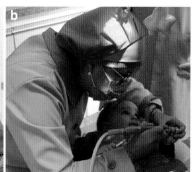
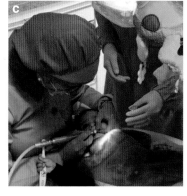

2.3.2 语音控制

语音控制对于不配合的儿童有时很有效。医生有意识地改变声音的音量、音调或语速，对儿童的行为进行影响和引导。进行语音控制的目的是为了让儿童注意力集中、听从指令，避免消极破坏行为。但需要注意，使用强势的语气可能会令一些不熟悉此项技术的家长产生反感，因此在使用前向家长进行解释避免误会[12,15]。

2.3.3 非言语交流

非言语交流也称为多感官交流，需要借助肢体语言、姿势以及面部表情进行交流沟通。例如，在和儿童问候时可以微笑或者握手。非言语交流是为了增强其他沟通管理技术的效果，获取或维持儿童的注意力和依从性[12,15]。

2.3.4 正强化

正强化是指使用积极的语气、面部表情或口头表扬等对儿童配合的行为进行表扬和鼓励，借此加深儿童对此配合行为的印象，从而使此类行为得以重复。也可以配合使用玩具和小奖励[14,16]。

2.3.5 分散注意力

分散注意力是指将儿童的注意力从不愉快的有创治疗中转移。可以有选择地将注意力集中至特定的视觉刺激和/或听觉刺激上[16]。配合这一行为引导技巧，可以使用赞美、音乐、场景想象、VR眼镜[17]或者其他儿童喜欢的运动、超级英雄或卡通角色等物品[15]。

2.3.6 认知行为疗法

认知行为疗法（CBT）关注与儿童焦虑有关的生活环境以及与焦虑有关的思维方式、行为方式、情绪、体征的异动。应用这一疗法，可以形成一套可应用于临床的牙科焦虑的评估与管理模型[18]。CBT是一种治疗手段，旨在通过整合各种不同的认知和行为策略，改变人们对这些问题的思维方式和具体行为方式，帮助人们管理自己的问题[19]，可用于指导儿童（通常还包括他们的家长/照护人）自我管理焦虑的方法。

2.4 高阶行为管理

高阶行为管理包含保护性固定和药物性行为管理（镇静和全身麻醉）。

2.4.1 保护性固定

保护性固定是一种高阶行为管理技术，其特征为在口腔治疗过程中限制儿童的异常活动（图2.3）。目的在于减少受伤或意外的风险，缩短治疗时间，提高口腔治疗的质量。保护性固定适用于年龄小的幼儿（0～3岁）以及没有配合能力的特殊保健需求（Special health care needs，SHCN）儿童。在进行保护性固定前，向家长解释清楚这一技术并获得家长知情同意十分重要[15]。

图2.3 保护性固定。儿童被包裹固定于薄被单中，由其母亲进行辅助固定

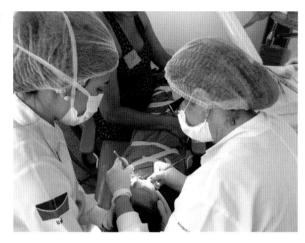

2.4.2 药物性行为管理

药物性行为管理包括镇静和全身麻醉，这一技术适用于需要集中进行大量治疗且因心理或情绪成熟度不足和/或精神、生理、医学障碍而无法配合治疗的儿童[15,20]。

2.4.2.1 镇静

镇静是指使用一种药物或联合使用多种药物对中枢神经系统（CNS）进行抑制，从而降低患者的警觉性。镇静除了可以维持自主通气和心血管功能，仍保留了对语言、触觉和疼痛刺激的反应（深度镇静除外）。由于镇静药物并不能完全止痛，通常还需要应用局部麻醉[20]。不过，通过放松肌肉、缓解疼痛和焦虑，镇静可以给予儿童更舒适的治疗体验。某些镇静药物可能会导致顺行性遗忘，例如咪达唑仑[21]。在口腔治疗过程中，单独口服咪达唑仑或与氯胺酮联合使用，可在后续治疗过程中使儿童比未接受镇静儿童的反应更为积极[22]。

根据美国麻醉医师协会（ASA）的建议，只有健康人群（ASA Ⅰ）或者无功能障碍的轻度系统性疾病患者（ASA Ⅱ）才适合接受镇静。根据CNS抑制程度，镇静可分为轻度、中度和深度，而镇静程度与药物剂量有关[20]。使用更高的剂量或各种其他因素，如药物种类、药物使用途径以及患者特质，都可能改变镇静的深度，患者可能因此对外界刺激的反应变得迟钝，无法维持自身的保护性反射和呼吸或心血管功能[23]。因此，除了要强调对专业团队的培训以及麻醉医生在场的必要性以外，监控患者心脏和呼吸频率、血压、血氧饱和度也是尤为重要的[15]。

在轻度（保留意识或最小剂量）镇静时，患者的通气和心血管功能不受影响，且可对语言指令正常反应，气道反射也得以维持。单独口服药物（例如，咪达唑仑）或者吸入氧化亚氮和氧气混合物（NO_2/O_2）可达到这种程度的镇静。使用氧化亚氮和氧气混合物进行轻度镇静，是一种可获得牙科恐惧患者和精神障碍患者配合的安全且有效的方法，甚至也适用于低龄儿童。这种镇静方法的副作用发生率低，常见副作用是恶心和呕吐（1.2%）[24]，其优势除了剂量可滴定，还包括起效快、患者恢复快。但是口服镇静药物的患者反应差别极大，儿童可能因为药物苦而拒绝服药。由于过量给药存在过度镇静的风险，因此给药后不建议追加药量[23]。

在中度镇静中，患者可自行对语言指令做出反应或者通过轻触刺激后做出反应，无须干预即可维持气道通畅。患者有自主呼吸能力，通常可以维持心血管功能[20]。要达到中度镇静，可单独服用口服药

物，或与氧化亚氮和氧气混合物协同使用。

静脉注射镇静药物（通常是联合用药）可实现深度镇静。患者无法被轻易唤醒，但是针对重复的或痛苦的刺激可以做出反应。患者很可能需要辅助装置来维持气道通畅，自主呼吸可能不充分，但心血管功能不受影响[20]。

2.4.2.2　全身麻醉

全身麻醉是一种受医疗控制的无意识状态，伴有保护性反射（包括维持气道通畅的能力）的丧失。患者对物理性刺激或语言指令没有反应[15]，大多数情况下需要呼吸机辅助。这一技术适用于因急性感染、过敏致局部麻醉无效的患者，以及需要进行复杂手术或有特殊保健需求（Special health care needs，SHCN）的患者，如特定综合征、痴呆、认知能力减退[15]。全身麻醉需要住院和医学支持，增加了口腔治疗的复杂性和治疗费用。

2.5　思考

口腔治疗过程中，儿童行为管理至关重要。它可以提高口腔诊疗的质量、缩短口腔治疗的时间、降低儿童、口腔医生、家长的心理压力。因此，儿童行为管理是通过减轻疼痛和焦虑，促进了口腔治疗的成功。

（李荣智　译　汪鹭　审校）

乳牙列和恒牙列：各自特征及其差异
Primary and Permanent Dentitions：Characteristics and Differences

第3章

Vanessa P. P. Costa，Ingrid Q. D. de Queiroz，Érica N. Lia

3.1 引言

乳牙及恒牙呈现出很多不同的形态学特征。牙齿可用于评估人类种群的生物学关系[1]、确定人员身份[2]等方面，多个学科领域（生物学、人类学、口腔医学、古生物、病理学、考古学、法医学）已对这些特征进行了研究。

在牙科领域，了解牙齿的解剖学特征除了对辨别个别牙齿形态至关重要外，还在病理学、放射学、正畸学、口腔外科学及口腔修复学等领域都具有临床意义[3]。

尤其在儿童口腔医学，了解乳牙列和恒牙列的差异显得尤为重要。由于在儿童生长发育中会出现混合牙列，口腔医生不仅要能够识别每颗牙齿的特征，还必须要注意到这些特征在乳牙或恒牙治疗中的影响以及对修复技术的影响。

3.2 乳牙列和恒牙列的解剖学特征及其差异

乳牙列由20颗牙齿组成，可分为3种类型：切牙、尖牙和磨牙（表3.1）。恒牙列由32颗牙齿组成，可分为4种类型：切牙、尖牙、前磨牙和磨牙。

毫无疑问，在牙弓形态[4-5]、牙齿轴倾度[6-7]、牙齿数量[3]等方面，乳牙列与恒牙列的特征明显不同。

与恒牙列相比，乳牙列的牙弓长度小。乳恒牙列的磨牙大小也有所不同。在恒牙列中，磨牙的大小依次减小（第一磨牙比第二磨牙大，第二磨牙比第三磨牙大）。在乳牙列中，第二乳磨牙比第一乳磨牙大[3]。

乳牙和恒牙的牙本质呈现相似的形态、组成和组织学结构。但恒牙的牙本质小管呈S形弯曲，而乳牙的牙本质小管呈直线形。此外，乳牙与恒牙的牙本质小管的数量和直径也不同[8]。

V. P. P. Costa (✉) · É. N. Lia
Department of Pediatric Dentistry, Faculty of Health Science, University of
Brasília, Brasília, Brazil
I. Q. D. de Queiroz
Post-Graduate Program in Dentistry, University of Brasília, Brasília, Brazil

© Springer International Publishing AG, part of Springer Nature 2019
S. C. Leal, E. M. Takeshita (eds.), *Pediatric Restorative Dentistry*,
https://doi.org/10.1007/978-3-319-93426-6_3

表3.1 乳牙的主要形态特征

牙位	主要形态特征	
上颌乳切牙	从唇面看，牙冠呈正方形，近远中径几乎等于切颈径，近中面比远中面高，使切缘稍向远中倾斜，牙根呈扁圆锥形，在唇腭方向上牙根稍扁	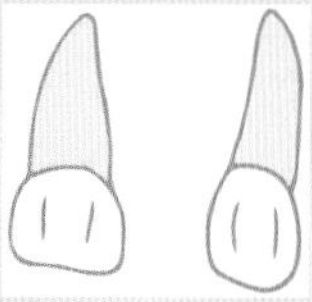
下颌乳切牙	下颌乳中切牙与下颌恒中切牙的形态相似。与其他的乳牙类似，近远中径和切颈径相当。在近远中向上牙根十分扁平，根尖偏远中并弯向唇侧	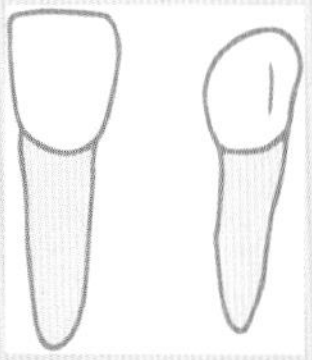
乳尖牙	尖牙因为切缘角度更大，所以牙冠比恒尖牙牙冠更尖锐。牙冠的高度和宽度尺寸相近	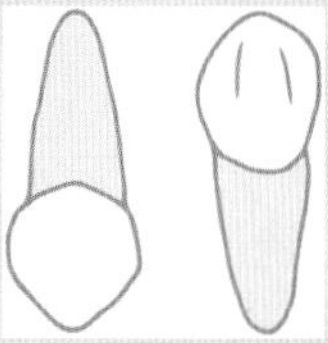
上颌第一乳磨牙	它的形态不同于恒牙列中的任何牙齿，是所有乳磨牙中最小的一颗牙齿。牙冠是不规则的立方体，颈部缩窄，𬌗面有3个牙尖：2个颊尖、1个腭尖；有3个根：2个颊根、1个腭根，牙根细长、扁平、根分叉大	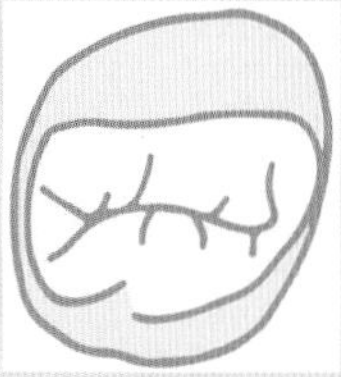
上颌第二乳磨牙	𬌗面上有4个牙尖：2个颊尖、2个腭尖；有3条沟将这些牙尖分开；有3个牙根：2个颊根、1个腭根，均长于第一乳磨牙的牙根	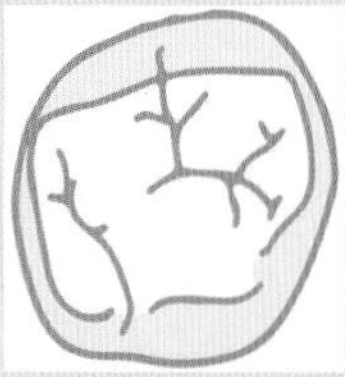
下颌第一乳磨牙	和上颌第一乳磨牙一样，下颌第一乳磨牙的形态也不同于恒牙列中的任何一颗牙齿。𬌗面近远中向偏长，有4个牙尖：2个颊尖、2个舌尖；有2个牙根：近中根和远中根，牙根长，根分叉大，在近远中向上牙根稍扁	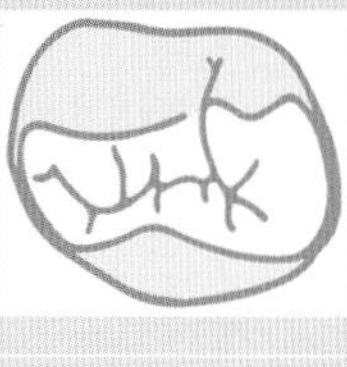
下颌第二乳磨牙	与第一恒磨牙类似，𬌗面有5个牙尖：3个颊尖、2个舌尖，被多条沟分开；有近中和远中2个牙根，牙根长，根分叉大，在近远中向上牙根稍扁	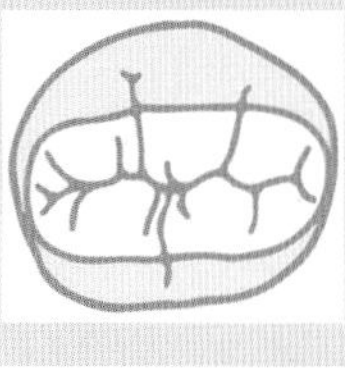

来源：Toledo AO, Leal SC.[6]

　　乳牙和恒牙之间的另一个区别是乳牙的矿化程度比恒牙低。因此，与偏黄的恒牙相比，乳牙的颜色呈现蓝白色。乳牙要比它相对应的恒牙体积小[3]。

　　在釉质结构方面，乳牙的釉质矿化程度低于恒牙，乳牙釉质扩散系数高于恒牙[9]。研究表明，乳牙釉质和恒牙釉质在酸性介质中脱矿程度存在显著差异，乳牙釉质更容易脱矿[10]。乳恒牙的主要区别见表3.2。

此外，乳牙牙冠近远中径比殆龈径更宽。

和恒牙相比，乳牙颈部的缩窄更为明显。相对于牙冠的尺寸，乳牙牙根更细长而尖锐[6]。总体而言，与恒牙相比，乳牙体积更小、髓腔更大、髓角更高，根分叉也更大（图3.1）。

表3.2 乳牙和恒牙之间的主要区别

乳牙	恒牙
20颗	32颗
形态分成3组：切牙、尖牙和磨牙	形态分成4组：切牙、尖牙、前磨牙和磨牙
磨牙大小依次递增	磨牙大小依次递减
牙本质小管呈直线形	牙本质小管呈S形弯曲
蓝白色	淡黄色

图3.1 乳磨牙（a）和恒磨牙（b）形态比较

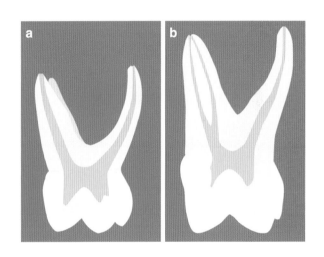

3.3 牙体解剖形态对修复过程的影响

3.3.1 橡皮障隔离的难点

众所周知，在修复过程中使用橡皮障隔离技术（Rubber dam isolation，RDI）可以缩短治疗时间并提供良好的隔湿[11]。然而，在使用橡皮障过程中，使用麻药以及橡皮障夹可能会降低儿童的接受度/满意度[12]。

此外，从技术角度来说，乳牙的一些解剖特征（牙颈部缩窄、牙冠近远中径几乎等于切颈径）使在乳牙中使用橡皮障变得更为复杂。

针对美国和加拿大的儿童，口腔医生做了一项调查，调查内容是在对乳磨牙和恒磨牙进行直接修复时使用RDI的适应证与禁忌证，结果显示，医生选择使用RDI的主要原因是隔湿；而不使用RDI的原因通常为了减少对患者的创伤，或有把握在不使用橡皮障的情况下防止软组织损伤以及减少治疗时长[12]。

使用RDI对直接修复是否有积极作用一直是争论的焦点。针对这个问题的系统评价只纳入了两篇在乳磨牙中比较橡皮障和棉卷的隔湿作用的研究。没有一项研究评估过RDI的使用成本或患者满意度/接受度。因此，还要有更多高质量的研究来确定什么情况下确实需要使用RDI[13]。

3.3.2　口腔材料的粘接

口腔修复学已经从"银汞合金时代"发展到了"粘接时代"，在"粘接时代"大多使用粘接材料进行直接修复。在任何修复过程中，粘接都是极其关键的步骤，特别是在乳牙中，由于粘接过程的技术敏感性较高，可能会因为儿童不配合，导致粘接过程的时间缩短从而使粘接效果受到影响[14]。

此外，恒牙和乳牙之间的结构差异可能在一定程度上解释了为什么粘接剂在恒牙中比在乳牙中更有效。第一，与恒牙相比，乳牙的牙体组织（釉质和牙本质）厚度更薄，矿物质含量更少。第二，在乳牙和恒牙中均可观察到的非釉柱釉质层，乳牙中更为明显。第三，与恒牙相比，乳牙的牙本质小管密度高于恒牙，因此乳牙中可用于粘接的管间牙本质面积减少[15]。以上这些差异解释了为何在体外对照研究中，乳牙Ⅱ类洞复合树脂修复的粘接强度比恒牙低、龈缘微渗漏增加[16]。

3.3.3　龋洞制备过程中龈壁缺失的风险

在解剖形态上，乳磨牙牙冠的近远中径大于粭颈（粭龈）径。这些宽度和高度的保留或恢复对于咬合的正常发育至关重要，同时也可确保对颌牙不要伸长[17]。

乳牙的邻面接触位置宽且平，其称为"接触区"，而恒牙的相应位置为点状接触，面积较小[17]。这一解剖特征增加了乳牙邻面清洁的难度，也增加了乳牙龋洞制备或清洁时龈壁缺失的风险，限制了修复材料的适应性。因此，在去腐时应选择偏保守的治疗方法，尽可能保留更多健康的牙体组织，降低无意中造成龈壁缺失的概率。

3.3.4　修复体的寿命

目前文献中有关乳牙修复体寿命的数据相对较少。恒牙修复材料的类型、龋洞大小和龋病进展过程等因素会影响直接修复体的寿命[18]，但在乳牙中，这一问题仍无定论[19]。不过，当比较乳恒牙修复体留存率时，特别是在Ⅱ类洞的修复中，有数据指出乳牙的留存率[20]要低于恒牙[21-22]。这样的结果部分可归因于乳恒牙之间的解剖学差异，使乳牙的修复过程更具挑战性。

3.3.5　牙髓暴露的风险

乳牙的牙髓有一些特殊性：乳磨牙的髓角比恒磨牙高。从比例上看，乳牙的髓腔比恒牙髓腔大[6]。换句话说，与牙冠相比，乳牙的牙髓腔相对较大，这个特点增加了去腐过程中牙髓暴露的风险。

文献表明，采用更保守的方法治疗乳牙牙本质洞型龋损，可以减少直接盖髓、牙髓切断和牙髓摘除的量[23-24]。因此，治疗牙本质洞型龋损应首选更为保守的治疗方法。

3.4　思考

在儿童口腔修复中，应考虑乳牙列的特点，乳牙列的特殊性不仅会影响治疗的成功，还会影响到医生的治疗方案。由于乳牙洞型制备/清洁过程中牙髓暴露和龈壁缺失的风险较高，因此应选择更为保守的方法。

（王娇娇　译　关孟莹　审校）

饮食及口腔卫生在龋病中的作用
The Role of Diet and Oral Hygiene in Dental Caries

第4章

Carlos Alberto Feldens，Paulo F. Kramer，Fabiana Vargas–Ferreira

4.1　引言

目前对于口腔健康的定义为：可以说话、微笑、咀嚼、吞咽，具备嗅觉、味觉、触觉，可以自信、无痛苦、无不适地通过面部表情表达一系列情绪[1]。我们应当把那些能影响到口腔功能以及情绪平衡的健康状况作为调查研究的对象，着重于识别出这部分风险因素，评估干预措施在个人层面和群体层面的有效性。龋病作为一种非常常见的口腔疾病，影响着不同年龄段和不同社会经济阶层人群的口腔健康相关生活质量（Oral health–related quality of life，OHRQoL）[2-4]。在本章中，我们的目的在于了解龋病的病因，以及制订和实施预防、控制龋病的策略。

饮食习惯，尤其是游离糖的摄入，是非传染性疾病的常见风险因素[5]。业内逐渐关注到，摄入游离糖（特别是含糖饮料）会增加总能量的摄入、可能会减少营养丰富和热量充足健康食物的摄入，这样会导致饮食习惯不健康、体重增加、各种疾病发病率增加（例如，心血管疾病、糖尿病、肥胖症、龋病）[5-6]。世界卫生组织认为，促进健康饮食是保证全世界儿童健康所面临的重大挑战之一。本章将从不同方面讨论饮食习惯与龋病之间的关系，例如早期蔗糖以及游离糖的摄入频率及摄入量的相关影响。

牙齿表面的菌斑生物膜是龋病进展的基础。因此，理论上通过适当的口腔清洁措施去除菌斑有助于预防、控制龋病[7]。不过，并没有明确证据表明，口腔卫生指导有助于缓解儿童和青少年患龋的情况。故本章还将基于现存证据讨论口腔卫生在菌斑控制中的作用。

C. A. Feldens (✉) · P. F. Kramer
Department of Pediatric Dentistry, Universidade Luterana do Brasil, Canoas, Brazil
F. Vargas-Ferreira
Department of Community and Preventive Dentistry, Universidade Federal de Minas Gerais,
Belo Horizonte, Brazil

© Springer International Publishing AG, part of Springer Nature 2019
S. C. Leal, E. M. Takeshita (eds.), *Pediatric Restorative Dentistry*,
https://doi.org/10.1007/978-3-319-93426-6_4

4.2　饮食与龋病

4.2.1　饮食在龋病发生中的作用

"什么原因导致了龋病？"这个问题深深吸引了全世界的研究者。与其他慢性疾病一样，龋病由多种因素导致，这一点已被广泛认知，且在诸多研究中得到了论证（例如，人口特征风险因素研究、社会经济风险因素研究、行为风险因素研究、生物学风险因素研究等）[8-9]。

自20世纪50年代学者们进行了一些经典研究[10-12]以来，饮食习惯与龋病之间的关系就不断开始被提出和强化。在过去的10年中，有证据表明饮食习惯（尤其是游离糖*的摄入）对龋病的发展尤为重要，是龋病发生的必要因素，同时也参与了对其他因素的调控，例如菌斑[5,13-14]。

> *"游离糖包括食品制造商、厨师或消费者在食物和饮料中添加的单糖与双糖，也包括天然存在于蜂蜜、糖浆、果汁及浓缩果汁中的糖[5]。

从根源上讲，饮食对龋病的影响是指碳水化合物对牙体组织的局部影响以及致龋微生物在口腔内代谢食物后产生的影响。很多食物属于碳水化合物，单糖（葡萄糖及果糖）和双糖（蔗糖、乳糖和麦芽糖）更容易被细菌发酵，它们的分子量比较小，统称为糖类。淀粉是一种多糖，属于大分子量的复杂分子，这阻碍了其在菌斑中的扩散，也较难在细菌代谢中被利用[15]。

蔗糖的摄入使致龋微生物可以利用蔗糖作为一种主要能量来源，通过细胞外和细胞内机制促进生化反应[16]（表4.1）。

表4.1　致龋微生物利用蔗糖的机制

细胞内	细胞外
• 摄入糖后，微生物会产生代谢副产物有机酸，使pH降低到5.0或更低，促进脱矿进程	• 蔗糖尤其具有致龋性，因为它作为底物，通过葡萄糖和果糖聚合作用来合成菌斑中的细胞外多糖
• 致龋微生物可以产生和储存细胞内多糖，这些细胞内多糖作为底物储存库，在没有碳水化合物来源的两餐之间生产能量	• 细胞外多糖会通过增加生物膜的孔隙率促进细菌对牙齿表面的黏附，并有助于生物膜的完整性，从而使糖从外层扩散至菌斑生物膜的深层区域
• 酸的产生促使口腔菌群的平衡发生改变，或在酸性条件下常驻菌斑的菌群优先生长。这导致如果pH持续降低，将在口腔环境中筛选出更多的致龋菌群	• 在蔗糖存在下，形成的菌斑生物膜，其中钙离子和氟离子的浓度较低，而这两种离子是脱矿-再矿化过程中的关键离子

来源：Bowen等，1966[17]；Zero等，1986[18]；Rölla，1989[19]；Marsh，1994[20]；Cury等，1997[21]；Paes Leme等，2006[22]

饮食习惯的变化，尤其是游离糖的摄入，在很大程度上是造成个人及群体间患龋经历差异的重要因素。有证据表明，初次接触糖的年龄及摄入频率——这两个关键特征（或称为风险因素）加强了饮食习惯在龋病中的作用，应成为干预措施的重点[23-24]。而糖被视为非传染性疾病（包括龋病）的共同风险因素，因此干预目标也应是游离糖的摄入量[5]。接下来将着重探讨这些方面。

4.2.1.1　游离糖的早期接触

前瞻性纵向研究表明，出生后第1年的糖摄入量与致龋微生物的定植以及随后几年龋病的发生存在关联[23,25]。蔗糖可作为细胞产生胞外沉积物以及多糖不溶性基质的底物，看起来这一特点有利于口腔微生物的定植，并可增加菌斑生物膜的黏性[26]。如果在婴儿早期过早摄入蔗糖，蔗糖会促进致龋菌群（尤其是变形链球菌群）在新萌牙齿表面进行定植/和持续定植。因此，饮食习惯对婴幼儿口腔中致龋微生物的产生及比例有影响，会显著影响未来的患龋经历[25]。

儿童饮食中引入蔗糖的年龄及方式受社会经济条件和文化特征影响。即便如此，人们也还是发现了一些共性：不同地区的大多数儿童都可能在1岁前接触到含游离糖的食物。表4.2为巴西Porto Alegre的一项关于6个月龄和12个月龄摄入不同含糖食物及饮料的儿童人群百分比的统计。在对所食用的产品进行分析后，发现该地区含糖食物和饮料的摄入量极高（6个月龄时高于80%；12个月龄时高于95%）[23]。

表4.2　6个月龄和12个月龄可能摄入不同含糖食物及饮料的人群百分比（Porto Alegre，Brazil）（n=458）

6个月		12个月	
形式	%	形式	%
添加糖	71.5	甜饼干	90.4
甜饼干	60.8	含糖饮料	84.9
果冻	59.6	曲奇	79.7
小瑞士奶酪	58.6	小瑞士奶酪	79.1
软饮料	31.1	软饮料	77.0
糖果	28.7	糖果	75.1
巧克力	18.7	果冻	67.4
果味饮料	15.2	巧克力	58.3
冰激凌	13.0	果味饮料	58.0
薯片	9.9	巧克力牛奶	46.2

来源：Chaffee等，2015[23]

在这项出生队列研究（Birth cohort study）中，研究人员针对早期摄入糖类（12个月前）是否是随后几年龋病发病率的预测因子展开了研究[23]。在6个月龄和12个月龄的评估中，询问母亲们所食用的所有含糖食品，并将其汇总生成为一个指数，该指数与6个月龄和12个月龄前给婴儿引入甜食或饮料的数量直接对应。之后对这些孩子进行跟踪随访及检查，直到3岁结束。在含糖食品摄入量最低三分位组、中间三分位组、最高三分位组的儿童中，对重度低龄儿童龋（sECC）的患病率和龋失补牙数（dmft）指数进行了分析。在6个月和12个月时消耗最多含糖食物的儿童，在3岁时发生重度低龄儿童龋的概率最高、dmft指数最高（表4.3）。

表4.3　根据出生后第1年的饮食模式，38个月龄时重度低龄儿童龋的相对发病率及龋失补牙齿的相对数量

12个月龄的甜食指数	结果：sECC				结果：dmft			
	未调整		已调整[a]		未调整		已调整[a]	
	RR	95% CI	RR	95% CI	比率[b]	95% CI	比率[b]	95% CI
最低三分位组	1		1		1		1	
中间三分位组	1.08	0.80，1.70	1.01	0.75，1.60	1.13	0.76，1.84	1.10	1.69，1.90
最高三分位组	1.64	1.24，2.36	1.55	1.17，2.23	1.79	1.23，2.77	1.78	1.20，2.90
连续值	1.09	1.05，1.15	1.08	1.04，1.14	1.13	1.07，1.21	1.14	1.08，1.22

sECC，重度低龄儿童龋；dmft，龋失补牙数；RR，累计发病率（相对风险）
来源：Chaffee等，2015[23]
[a]根据社会经济和人口统计变量、母乳喂养时间和奶瓶使用情况进行调整
[b]龋失补总数与参考值的比率

根据一项敏感性分析显示，当添加或移除特定饮食类型时，研究结果仍保持不变。因此，这不仅仅是一种或两种特定甜食的问题，而是早期摄入甜食这种模式的问题。学者由此得出结论，以大量高糖食品和饮料为特征的婴儿期的饮食模式与随后几年重度低龄儿童龋的发病率密切相关[23]。以下是导致这研究结果的可能原因：

（1）早期饮食模式可能影响细菌生态学，如变形链球菌群的定植，这是一个强有力的预测幼儿未来龋病发病率的指标。澳大利亚进行的一项出生队列研究中，变形链球菌的初次获得与婴儿期摄入糖呈正相关[25]，并且变异链球菌的黏附特性可能对口腔中蔗糖的浓度敏感[27]。

（2）此外，早期摄入糖会影响未来对甜食的喜好，使含糖食物与含糖饮料摄入量增加[28]，这可能会导致随后几年有患龋经历。

一般来说，饮食偏好与能量密度高的食物有关，这些食物富含糖、脂肪和钠，早期接触这些食物会增加对这些食物的接受度和摄入量，从而不利于更加健康食品的摄入[29-30]。在一项瑞典队列研究中，1岁时养成的习惯，如软饮料和甜食的摄入，预示着在1~2年后这些行为会持续下去[31]。由于儿童早期获得的饮食模式是未来学龄儿童饮食习惯的基础，因此早期接触蔗糖会对未来的饮食偏好产生负面影响。

关于早期接触糖的问题，有以下说法：

- 早期提供给婴儿游离糖，可能通过奠定以后致龋饮食模式的基础或者定型口腔中的菌群，对牙齿产生显著影响。
- 龋病发病率与甜食指数评分之间的联系表明，即使不能完全消除食用甜食，减少或推迟接触甜食也是有益的。
- 因此，应该建议父母或照护人将婴幼儿接触蔗糖的时间推迟到1岁之后，最好在孩子满2岁前不要接触蔗糖。引入恰当的饮食行为比改变长期形成的致龋饮食习惯更加有效。

4.2.1.2　高频摄入糖类

不同研究设计、不同时间段、不同样本人群的各种调查研究均已证实，过高频率摄入食物会对龋病的发生产生作用[12,24,32-34]。原因在于，两餐之间频繁摄入碳水化合物的儿童，其菌斑生物膜会持续产酸，pH长时间停留在低值，阻碍了矿化-再矿化循环过程中矿物质的流动，在这种情况下，脱矿大于再矿化，为龋病的发生和进展奠定了基础（图4.1）。

这种进食频率在学龄前儿童和低学龄儿童中尤其多见，不利于口腔健康。这种情况的发生源于许多因素，例如家长的信念：家长认为要保持良好的营养就必须不断给儿童喂食，或者当儿童没有按照父母或者照护人认为必要的进食方式进食时，通过加餐进行弥补，从而形成了在两餐之间吃零食和正餐时缺乏食欲的恶性循环。从这个角度看，理解饮食习惯的非生物学因素至关重要，很多时候进食动作往往被赋予了其他含义，例如愧疚或奖励[35]。

两餐之间的零食可能是固体形式（例如，饼干、糖果），也可能是液体形式（例如，茶、果汁、软饮料和牛奶），添加或不添加其他碳水化合物。横向研究和纵向研究都表明，高频摄入碳水化合物，尤其是富含蔗糖的食物，被认为是儿童时期龋病发生发展的一个重要预测指标[36-38]。

除了蔗糖，我们还应该考虑到水果、蔬菜和蜂蜜中天然存在的单糖葡萄糖与果糖，以及淀粉类多糖

图4.1　根据饮食模式菌斑生物膜pH的变化：（a）1天进食5次，摄入低糖或不摄入糖的儿童；（b）全天频繁进食，摄入各类含糖食物的儿童

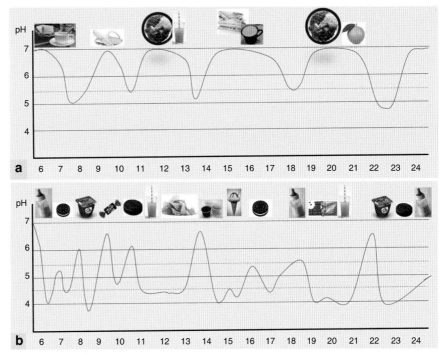

的致龋性。碳水化合物精加工后通常会更容易被致龋微生物发酵利用。因此，富含淀粉的精细加工食品（例如，面包和饼干），可能比未被加工的碳水化合物更易致龋。与蜂蜜在"外行人"中的口碑相似，从口腔健康角度考虑也应在1岁之前禁止食用蜂蜜。蜂蜜的黏度较高，组成成分主要包括果糖和葡萄糖，可被致龋菌利用代谢[39]，如果频繁摄入蜂蜜，会成为儿童龋病的重要病因。

巴西São Leopoldo的一项纵向出生队列研究表明，与那些不那么频繁进食食物和饮料的儿童相比，在12个月龄大时，1天进食食物和饮料超过8次的儿童患重度低龄儿童龋的概率可高出42%[40]。通过24小时回顾的方式来收集饮食习惯的数据，其结果独立于其他致龋习惯（例如，奶瓶喂养、高频糖类饮食或高频母乳喂养等）存在。

巴西Porto Alegre的一项出生队列研究对12个月龄时喂养频率和3岁时患龋率之间的关系进行了研究[24]。采用24小时母亲两次回顾婴幼儿饮食的方法，对12个月龄婴幼儿进食的所有食物和饮料进行记录（包括奶瓶喂养和母乳喂养）。在对社会经济地位和碳水化合物的摄入进行均衡化之后，研究结果表明，进食频率与低龄儿童龋、重度低龄儿童龋的发生率以及龋失补指数之间都有着密切的剂量相关关系（表4.4）。由此学者得出结论，婴幼儿时期高频喂养（包括奶瓶喂养和母乳喂养）与低龄儿童龋呈正相关，预示着这应该成为早期龋病预防的目标。

已有研究调查了奶瓶喂养和母乳喂养这两种特定的饮食习惯对儿童时期的影响。事实上，这两种饮食习惯与其他饮食行为都有关联，而且这二者彼此之间存在负相关（即奶瓶喂养频率高的儿童很少或根本不吃母乳，反之亦然），这阻碍了确定每种喂养方式在龋齿发生中的作用[24]。这个结果提示我们需要对结果进行相关统计学方面的调整，以消除混杂因素带来影响的可能性，尤其是社会经济地位和其他并行的饮食习惯的潜在影响。

大多数研究母乳喂养与龋病之间联系的研究均存在明显的局限性，例如横向研究的设计、数据收集的问题、母乳离断的时间点、在儿童6岁以后进行检查（此时受影响最大的牙齿不再存在）以及糖的摄入未被纳入考虑等。有关这一主题的最新系统评价将大多数存在这种问题的研究排除在外，同时指出母

表4.4 12个月龄时每天进食次数的五分位数组与3岁时儿童的牙齿状况

喂养总频率	N	ECC	调整后[a]
		n（%）	RR（95% CI）
第1五分位组	55	22（40.0）	1.00
第2五分位组	90	39（43.3）	1.09（0.73，1.62）
第3五分位组	62	39（62.9）	1.62（1.11，2.35）
第4五分位组	72	43（59.7）	1.50（1.03，2.18）
第5五分位组	66	46（69.7）	1.75（1.21，2.52）
喂养总频率	**N**	**sECC**	**调整后[a]**
		n（%）	RR（95% CI）
第1五分位组	55	7（12.7）	1.00
第2五分位组	90	26（28.9）	2.44（1.13，5.27）
第3五分位组	62	18（29.0）	2.62（1.19，5.77）
第4五分位组	72	31（43.1）	3.79（1.80，7.97）
第5五分位组	66	30（45.5）	3.94（1.84，8.44）
喂养总频率	**N**	**龋均（标准差）**	**RR（95% CI）**
第1五分位组	55	0.84（1.3）	1.00
第2五分位组	90	1.61（2.5）	1.96（1.13，3.40）
第3五分位组	62	1.77（2.1）	2.30（1.35，3.91）
第4五分位组	72	2.94（3.9）	3.57（2.09，6.10）
第5五分位组	66	3.02（3.6）	3.52（2.07，6.00）

来源：Feldens等，2018[24]
[a]根据儿童年龄、性别、母亲年龄、母亲受教育程度、社会地位，嵌套试验中的分配状态和摄入的碳水化合物总量进行调整
N，次数

乳喂养至12个月具有保护性作用，超过12个月则存在有害影响[41]。不过，某些研究并没有对混杂因素进行调整，导致无法确定保护性作用或有害影响是来自于母乳喂养或其他并行的饮食习惯。

要对这个问题做出有效的回应，需要根据如下标准筛选出最有效的证据：①纵向研究，自儿童出生起即开始跟踪，可确保更准确地收集饮食习惯，而不是依赖于记忆进行收集；②把母乳喂养终止点定为12个月龄，而不是6个月，因为几乎可以确信6个月龄前的母乳喂养对牙齿没有有害影响；③收集数据直至6岁；④控制社会经济地位和其他饮食习惯的变量，以得出特定母乳喂养模式的影响。综合起来，这些标准将有助于因果关系的研究。

表4.5中所列出的文献一致指出，延长和/或高频母乳喂养会导致儿童患龋风险升高（大约2倍）。母乳喂养截止点分别设置为＞12个月、≥18个月、≥24个月，以调查母乳喂养的时长。表中的所有研究都对社会经济地位以及其他饮食习惯（例如，糖的摄入）进行了控制，以"分离"出母乳喂养的影响[42]。

同样的，研究显示，奶瓶的使用与龋病相关，尤其是盛有非牛奶成分以及在夜晚使用时[40,47]。增加的患龋风险来源于奶瓶里通常盛装的是含糖或pH非常低的液体，而且奶瓶中的液体似乎会沉积在上颌乳切牙上（儿童受影响最大的牙齿）。因此，使用奶瓶提供含糖饮料或在白天/晚上频繁使用奶瓶，会使牙齿表面长时间暴露于酸性环境中。

表4.5 出生队列研究调查在12个月龄时开始母乳喂养与儿童患龋之间的联系，同时考虑了其他喂养行为和社会经济地位

学者	样本数量	暴露因素	结果	调整过的结果测量[a]
Feldens等，2010[40]	340 São Leopoldo Brazil	12个月时频繁BF	4岁时 sECC（a）	BF3～6次/天：RR 2.04（1.22～3.39）， ≥7次/天，RR 1.97（1.45～2.68）
Tanaka等，2013[43]	315 Neyagawa City Japan	BF≥18个月	3～4岁时 ECC（b） sECC	BF≥18个月：OR 2.47（0.94～6.51） （ECC）关联的二次趋势$P < 0.05$
Chaffee等，2014[44]	458 Porto Alegre Brazil	BF≥24个月	3岁时 sECC	BF≥24个月：与BF＜6个月相比，PR 2.1（1.5～3.25）
Nirunsittirat等，2016[45]	554 Thailand	BF≥18个月	3～4岁时的dmft	BF≥18个月：RR 2.94（0.86～10.1）
Peres等，2017[46]	1303 Pelotas Brazil	BF≥24个月	5岁时的dmft sECC	BF≥24个月：dmft指数更高［平均比率 1.9；95% CI（1.5，2.4）］和患sECC风 险增加至2.4倍［风险比率2.4；95% CI （1.7，3.3）］

BF，母乳喂养；RR，相对风险；OR，优势比；PR，流行率
来源：Peres等，2018[42]
[a]已根据社会经济地位和其他喂养习惯进行调整

应该强调的是，这两种喂养习惯的致龋性均取决于使用的频率：奶瓶或母乳喂养的作用通常与安抚奶嘴的作用相同，尤其在夜间安抚作用更加突出，而这个时间段口腔内唾液流速较低。

关于糖摄入的频率有以下建议：

- 在儿童和青少年中，碳水化合物的摄入频率与龋病之间存在剂量–反应的关系；摄入碳水化合物的频率越高，尤其是蔗糖，其患龋风险越高。
- 尽管没有明确定义进食的"安全"频率，但是每天进食5～6次并不会意味着更高的患龋风险，因为在这种进食频率下，脱矿和再矿化进程之间可达到平衡。
- 高频率摄入糖和龋病之间的密切关系是推荐维持两餐之间的时间间隔和将糖的摄入限制在甜点时间的基础。

4.2.1.3 糖的摄入量

世界卫生组织表示，游离糖的大量摄入非常令人担忧，因为摄入大量游离糖与饮食质量差、肥胖以及罹患非传染性疾病的风险相关。为了更新糖摄入指南，有学者进行了一项系统评价，整合了糖摄入量与龋病的相关性，限制糖摄入到＜10%及＜5%总能量（E）对龋病影响的证据[5]。儿童和成人的相关研究表明，糖摄入量与龋病之间存在正相关。有中等质量证据表明，当游离糖摄入量＜10%E时，患龋风

险降低。当其被限制在 < 5%E时，与患龋风险的降低显著相关，但这一证据质量非常低。这一发现与在个人一生中最大限度减少患龋风险有关[5]。

一项在芬兰进行的、以成人为研究对象的纵向研究，调查了成人的糖摄入量与龋病之间的剂量反应关系，而这些成人至少参加了芬兰3项调查中的2项[48]。这项针对成人的研究表明，两个变量之间存在线性关系，糖摄入量比摄入频率更加重要。但是，应该强调的是，这些研究利用食物频率调查问卷进行数据收集，可能仅限于调查饮食习惯[49]。虽然结果如此，频率和摄入量通常密切相关，因为经常摄入大量糖类的儿童和青少年也会频繁进食。

巴西Pelotas进行的一项出生队列研究，首次对幼儿到青年进行了调查，研究与糖相关的喂养习惯对龋病变化的影响[14]。分别在4岁、15岁、18岁对喂养习惯进行评估。结果显示，在所有队列年龄中，高糖和超高糖摄入人群比低糖摄入人群的龋病患病率和龋均（mean DMFT）指数更高。调整后的分析显示，与低糖摄入相比，高糖和超高糖摄入人群在6岁和18岁的龋病增加率为20% ~ 60%。因此，在人的一生中，高糖摄入导致龋病发生的概率大为增加。

在选择健康产品时还应考虑到，各种食物可能含有隐藏糖分，或者至少在标签上没有明确说明。因此，应该特别注意那些实际上含糖的加工食品，糖分可能随商业品牌而异，例如面包、酸奶、早餐麦片、饼干、格兰诺拉麦片棒、干果、非乳制品牛奶和瓶装茶、果汁和运动饮料。

一些研究表明，在出生后1年内药物/糖浆的摄入和龋病之间的相关性与其糖含量有关，长时间频繁服用此类药物时龋病就会发生[50]。然而，这种相关性并不具有一致性，因为在其他研究中并未发现[51-52]。这可能是因为各个国家使用增加药物甜度的产品不同导致了不同的研究结果，例如在芬兰，添加于药物中的糖类为木糖醇和山梨醇。

糖的摄入应被看作是一种饮食模式的结果，几乎存在于所有国家，是营养过渡期的特征，在全世界范围内对多种疾病的发病率和致死率造成了严重的后果。糖的摄入并非仅仅是儿童的个人选择，更是在广告影响下由父母或照护人在其低年龄段时确立的一种饮食模式[53-54]。

关于糖的含量以及考虑到摄入糖导致的不同健康相关后果（包括龋病），世界卫生组织根据目前证据建议如下：

- 减少游离糖的摄入是贯穿一生的课题（强烈建议）。
- 无论是成人或儿童，应将游离糖的摄入量减少到总能量摄入的10%以内（强烈建议）。
- 最好将游离糖的摄入进一步减少到总能量摄入的5%以下（有条件的情况下）。

实际应用：
- 对于一个平均每天进食1300kcal的3岁儿童，一罐350mL的苏打气泡水热量至少为130kcal，仅此一项就已经超出了糖分摄入量占总能量摄入量的最大限制（10%）。
- 对于一个平均每天摄入2000kcal的成人来说，两块蛋糕（每块60g）大约含50g糖，能量约等于200kcal，已经达到了糖分的摄入量占总能量摄入量的最大限制（10%）。

4.2.2　饮食习惯的干预

关于饮食习惯的干预，从个人到群体层面或从下游到上游，有不同的方式可选择。饮食咨询和饮食教育的目的都是改变行为，但是二者具有鲜明的区别：饮食咨询强调给出专业建议、立即改变饮食习惯，并且对短期效果进行评估，主要为营养学家或医生在门诊及办公场所给出的常规建议；饮食教育则是一个持续的过程，目的主要是教育个人认识到健康饮食习惯的重要性，通常通过学校或者其他机构、媒体的常规教育项目进行。理想情况下，实现饮食习惯干预的预期目标需要联合这两个过程同时进行。

4.2.2.1　饮食咨询：个人层面的干预

卫生专业人员在预防和控制各种疾病（包括龋病）方面的作用，应以针对风险因素的咨询为前提。在提出任何具体建议之前，卫生专业人员应该先了解该家庭的情况（例如，社会经济地位、行为、动机等）。数据的收集必须以统一的技术标准进行，并在为咨询者解释时具有相当的洞察力。调查类型的选择取决于儿童的年龄、正在评估的问题、社会经济特征以及时间的可用性。虽然人们也认识到食物摄入量的数据收集通常存在测量误差，但是这些信息对于营养诊断依然非常重要。

分析学龄前儿童的饮食习惯，可以采用24小时回顾的方法（由母亲报告儿童前一天进食的所有食物），或使用"全天饮食习惯表"进行调查。如果发现儿童食物摄入信息十分规律、两餐之间也有足够的时间间隔，卫生专业人员还必须与母亲确认儿童在两餐之间是否摄入了含糖果汁、软饮料、糖果、饼干和巧克力牛奶。在这类调查中，两餐间不健康零食的漏报问题并不少见，因为卫生专业人员会强调两餐之间吃了什么来"引导"数据的收集过程。在进食频率问卷中，卫生专业人员询问儿童每月、每周、每天吃定食的次数，照护人往往只注意到这些定食中摄入的食物，而忽略了两餐之间摄入的食物，这将会导致"儿童的饮食不是龋病或其他健康问题的风险因素"这样错误的诊断。

分析学龄儿童的饮食习惯时，学龄儿童应该参与饮食调查，协助提供所需的信息。卫生专业人员应该特别注意两餐间摄入的食物和饮料（例如，糖果、饼干、含糖果汁和软饮料）。儿童在玩耍中摄入这些食物或饮料，但是通常父母和照护人并不知情。

图4.2阐释了两种3岁儿童完全不同的饮食模式，采集自患者的病史记录。

在对儿童和青少年的常规就诊过程中，卫生专业人员应该了解饮食习惯的积极方面和消极方面，再向父母、照护人和/或患者提供咨询。根据前文所述的风险因素，饮食习惯咨询应该侧重于以下方面：

- 母乳喂养：鼓励纯母乳喂养至6个月龄，之后依次引入固体食物，使儿童在12个月龄时饮食习惯与家庭其他成员达到一致。1岁之后的母乳喂养和高频率母乳喂养：应该减少至最多每天2次，不要用配方奶代替母乳喂养。
- 糖：尽量延后让儿童接触蔗糖的时间，最好是在2岁之后，这样可以使儿童品尝到食物的天然风味；考虑到家庭和社会环境的影响，当"不可避免"地摄入糖时，应仅以甜品的形式出现。
- 奶瓶喂养：建议优先使用玻璃杯或咖啡杯代替奶瓶。最基本的原则是避免在两餐之间、睡前或睡眠期间使用奶瓶喝含糖果汁、软饮料和其他含糖饮料。
- 进食频率：两餐之间保持规律的间隔期，可以使pH回归到中性值，保证脱矿和再矿化两种自然进程之间的平衡。向父母/照护人解释清楚，最好的饮食与维持较长的时间间隔有关。

图4.2 每天食物摄入记录：
（a）每天进食5次的3岁儿童；
（b）频繁进食的3岁儿童

a

时间	餐食
7：30	一杯牛奶+一个涂抹黄油的面包卷
10：00	一个水果
12：30	午餐：米饭、豆类、肉、马铃薯、1种或2种蔬菜
16：00	学校零食：三明治或烤芝士卷、橙汁
20：30	晚餐：一般与午餐一样
	甜食：果冻或巧克力

b

时间	餐食
6：00	牛奶（在床上或睡觉时奶瓶喂养）
8：30	起床：奶瓶喂养巧克力牛奶
9：00至 12：00	没有固定的进食时间：吃饼干、薯片、含糖果汁、糖果、酸奶等零食
12：00	午餐：不饿——不想吃
12：30	奶瓶喂养巧克力牛奶（睡觉期间）
15：00	奶瓶喂养巧克力牛奶
15：30 到晚上	没有固定的进食时间：吃饼干、薯片、含糖果汁、糖果、酸奶等零食
20：00	吃少量：米饭和少量的豆子汤
22：00	奶瓶喂养巧克力牛奶直至睡觉
夜间	醒来2~3次要奶瓶

4.2.2.2 饮食教育：群体层面的干预

推进健康的饮食习惯有不同的策略：

（1）促进健康饮食习惯的策略。

（2）减少糖的获得或接触的策略。

目前仍没有证据证实这两种策略的有效性。促进健康饮食习惯的策略应以"令人信服的方法"为基础，例如出生后第1年进行健康食品的咨询，或侧重于减少可引起负面健康结果的有风险的饮食习惯。

在巴西São Leopoldo进行了一项随机对照试验，干预组的母亲在孩子出生后1年内与试验人员进行了8次访谈，接受饮食建议，这些建议来源于一个名为"健康喂养的10个步骤"的项目。这10个步骤包括推荐母乳喂养和避免在1岁之前接触蔗糖。对照组的母亲没有任何建议，但在保健中心进行常规检查跟踪结果。结果提示，干预措施增加了单纯母乳喂养直至6个月龄的发生率，减少了糖果的消耗，同时也减少了腹泻和呼吸道疾病的发生率[55]。

根据口腔健康检查的结果，进行喂养习惯的咨询有助于减少安抚奶嘴的使用，同时使低龄儿童龋的发病率降低了接近50%[56]。当这些儿童4岁时，干预组不良饮食习惯降低70%，ECC发病率降低了22%，sECC的发病率降低了32%[56]（表4.6）。因此，饮食咨询至少在一定程度上起作用。但在这一研究中需要治疗的家庭数为7，这意味着预防1例低龄儿童龋，需要向7组家庭提供建议。

值得注意的是，干预措施在建立某些健康行为方面取得了成功，但在其他行为方面并不如意。延迟接触糖的年龄、避免甜食、蜂蜜和饼干、延长两餐之间的间隔时间这些简单的措施建议，对于接受饮食咨询的家庭十分有效。但是在摄入更黏稠的食物、水果和蔬菜或减少奶瓶喂养方面，两组之间没有差

表4.6　在家中向母亲提供营养咨询后减少的儿童龋齿和4岁时受影响的牙齿数量

结果	干预组（n=141）	对照组（n=199）	P值
主要结果			
ECC[a]			
N（%）	76（53.9）	138（69.4）	0.004
RR（95% CI）	0.78（0.65~0.93）	1.00	
NNT（95% CI）	7（4~20）		
次要结果			
sECC[b]			
N（%）	41（29.1）	85（42.7）	0.010
RR（95% CI）	0.68（0.50~0.92）	1.00	
NNT（95% CI）	8（5~30）		
受影响的牙齿（$d_{1+}mft$）			
Mean（SD）	3.25（4.25）	4.15（4.57）	0.023

RR，相关风险；NNT，需要治疗的数量
来源：Feldens等[57]
[a]ECC定义为$d_{1+}mft \geq 1$
[b]sECC定义为在乳前牙有一个或多个龋洞、因龋缺失或充填过的光滑面或者$d_{1+}mfs \geq 5$

异，这可能是由于这些行为更复杂，通常包含着情感因素。

促进健康饮食习惯的另一种可尝试的方法是培训健康保健服务人员提供家庭咨询，这是一种成本较低的方法。在保健中心进行的一项整群随机试验调查了初级保健中心工作人员对于"健康喂养10个步骤"培训的效果，这是一项强度更低、更易承担的干预措施[58]。研究结果显示，接触添加糖、饼干、果冻的时间有延迟，软饮料和巧克力等含糖食品的摄入量也有减少。然而，龋病并未有所减少。这是一项间接的、强度较低的干预措施，因此不大可能在临床相关结果方面立即产生积极效果。然而，如果母亲选择在同一保健中心就诊，她们子女龋病的发生显著降低。这一研究结果一方面强调了家庭和健康保健服务之间联系的重要性，另一方面说明仅仅基于行为改变的策略可能反而会加剧不平等，因为"最好的母亲"会从中受益更多。

近年来，有人建议采用"上游"策略，重点是减少糖的供应或获取，而不是单纯依赖于行为改变。这些策略令人振奋，但很少有研究去评估它们的效果，尤其是对临床相关结果的影响。最近的一项系统评价调查了不同干预模式在促进健康饮食习惯方面的有效性[59]。对比干预措施的重点是**价格**（财政措施，例如，税收和津贴）、**场所**（在特定场所的环境措施，例如，在学校、工作场合等）、**产品**（对食品的改良，使其更为健康，例如，添加剂、消除特定营养素等）、**规范准则**（广告限制）、**宣传**（大众传媒中的公共信息）和**个人**（基于个人的教育：咨询或营养教育）。

结果显示，大多数价格干预措施和场所干预措施，通过优先改善社会经济地位偏低个体的健康饮食来减少不平等。然而，很大一部分**个人**干预措施又加剧了不平等，因为这些干预措施对社会经济地位偏高的个体产生的影响更大。学者由此得出总结：上游干预措施似乎会减少不平等，然而，这些结果更多的是基于中间结果（更好的饮食习惯），而不是临床相关结果。

另一项系统评价调查了对含糖饮料实施税收的效果。结果显示，减少添加糖的饮食摄入，可能会降低肥胖和糖尿病的发病率[60]。一项单一的模拟研究调查了在德国对含糖饮料实施20%的税收的影响[61]。

学者预估这项税收将会减少糖的摄入，尤其是在年轻人和低收入人群中。尽管这些研究的发现是积极的，但也是基于中间结果得出的结论，并不能确保龋病发病率的降低。

虽然证据很少，但是文献中介绍了以下可应用的指导原则[62]：

- 赋权——干预措施应该使个人能更有效地控制影响其口腔健康的因素。
- 参与——应鼓励主要利益相关者参与干预措施的计划与实施。
- 多重措施和多专业合作——应鼓励从室内活动到上游干预等多种措施相辅相成，例如促进水氟化和对不健康食品的征税。如不进行多方合作，口腔卫生专业人员无法单独改善儿童的口腔健康。

在减少糖摄入的干预措施中，也积累了一些其他经验，例如减少学校和零售店糖产品的供应、提高对产品中糖的敏感性或者提高对纯水的接受度。对于研究者来说，评估这些策略在临床相关结果方面的有效性具有挑战性，但对人群来说，可能有相当大的益处。

不管每一项策略的侧重点是什么，似乎都认同干预措施应该采取综合的途径、将关注点集中于常见的风险因素[6]。因此，延迟在儿童生活中糖的摄入，同时推荐与全身及口腔健康相适应的摄入量，应该是每个保健相关人士不变的目标。

4.3　口腔卫生与龋病

4.3.1　口腔卫生在龋病发生中的作用

任何口腔卫生措施的基本目标都是清除菌斑生物膜，因为菌斑生物膜中的代谢活动会导致牙齿的矿物质流失。从生理病理机制的角度分析，刷牙可被视为是一种预防龋病的有效保护方法。体内研究和体外研究均支持如下假设：机械清除菌斑生物膜对于控制牙齿矿物质的流失以及控制龋病进展过程都很重要[63-64]。

不过，口腔卫生程度与龋病严重程度之间的关系尚未明确，因此对这项措施的益处进行量化评估也就难以实施。关于刷牙对于预防龋病效果的群体研究，其结果不尽相同。虽然有一些研究对口腔卫生措施和龋病之间的关联进行了研究描述[52,65]，但其他的研究却并未能对口腔卫生措施的保护效果加以证实[37,66-68]。

口腔卫生的程度并不仅仅是个人主动选择的结果。多种因素都可能影响菌斑生物膜机械控制的效果。社会心理问题会导致患者忽略口腔卫生，从而引起有害于口腔健康的菌斑堆积[69]。同样，有证据表明，社会因素对口腔卫生程度有影响，因为社会经济地位低的群体中口腔卫生较差[70]。

想要知道不同干预措施（例如，刷牙相关咨询）的具体效果，只有通过随机临床试验或基于临床试验的系统评价才能得到相关结论。众所周知，牙膏对龋病预防、控制有积极作用。将儿童划分到不使用含氟牙膏的干预组中，是不符合伦理要求的。因此试验中不可能将机械清除生物膜的效果与氟化物带来的益处分开来。在实际情况中，口腔卫生较差往往也表明所接触牙膏中的氟化物较少[71]。

总的来说，有研究表明口腔卫生咨询有助于改善中间结果，例如儿童刷牙次数的增加、父母和照护人对刷牙更好的监督以及菌斑生物膜的减少，但这些有改善的指标都不是临床的相关结果（例如，龋病）[72-73]。

最近一项含Meta分析的系统评价评估了在学校实施的口腔健康教育活动在改善学龄儿童口腔卫生和降低龋病发病率的有效性[74]。在此系统评价中入选的研究里，干预的类型有相当大的差异（例如，讲座、相册、幻灯片、传单、咨询、游戏、绘画和戏剧等）。同样，干预的持续时间也从1个月至4年不等。结果显示，某些干预措施对菌斑指数有积极改善作用，但对牙龈炎和龋病没有影响。因此，尚无证据表明对学龄儿童进行关于口腔卫生的传统口腔健康教育可以预防龋病。

口腔卫生咨询对龋病的发生缺乏有效性，并不意味着刷牙无助于减少患新龋齿的风险。以上这些研究中阴性结果的原因，至少在一定程度上可能与难以获得患者的依从性以及难以保持患者中长期的积极性有关。因此，人们提议要关注高频次的专业牙面清洁，并在儿童和成人中进行了此假说的检验[75-76]。专业牙面清洁（间隔从15天至3个月不等）会显著减少新发龋损的数量。不过，在其他人群中进行的类似研究却并未获得与此一致的结果[77-78]。此外，这种方法成本较高。

虽然以上这些情况都表明了建立循证口腔卫生指南具有局限性，但还应考虑如下建议[79-81]：

- 刷牙是一种简单的、廉价的持续向口腔环境提供氟化物的方式。
- 口腔卫生差有可能会造成牙周病，甚至可能与其他健康状况有关（例如，肺炎）。
- 儿童时期养成的习惯往往会在青春期保持，并在整个成年期继续维持。
- 因此，尽管单独进行机械清除生物膜的益处有限，但也应该将关于控制生物膜的建议作为促进口腔健康策略的一部分。

4.3.2　口腔卫生咨询

口腔卫生咨询不应该对所有儿童都是同一个标准，应该考虑到年龄、牙齿萌出情况、积极性以及父母/照护人/孩子的操作协调性等因素。此外，卫生专业人员应该在检查时对牙列中是否存在菌斑及其具体位置进行记录。把这些信息综合起来有助于制订更有效的口腔卫生咨询策略。

一般情况下，应该告知父母/照护人在第一颗前牙萌出后就开始口腔清洁。为了充分清除菌斑生物膜，并使孩子早期养成受益一生的习惯，最好从一开始就使用牙刷进行牙面清洁。市面上的牙刷种类繁多，无论是刷毛类型、颜色或与其相关的卡通人物造型都大相径庭，应该建议父母/照护人优先使用适宜抓握、与孩子年龄相匹配的软毛牙刷。

在幼儿时期，使用平躺的姿势帮他们刷牙可能更容易，也更有效。需要向低龄儿童的父母/照护人解释，不同儿童或者同一儿童在不同年龄时的行为差异很大，孩子抗拒或者哭泣是很正常的，明白这点很重要。有些家长面对这种情况时变得异常敏感，甚至担心孩子"受到创伤"，此时牙医的职责就是向家长证明孩子对于口腔卫生行为的反应模式有点像饮食习惯的养成，也可能是他们对父母进行"操纵"的一种方式。面对儿童对于口腔卫生习惯的消极反抗，应该像对待理发、剪指甲、洗澡等其他日常行为一样进行理解。

有关刷牙频率，人们应该记住，刷牙的益处主要与含氟牙膏的使用有关。因此，建议每天至少刷牙2次。因为在睡觉期间，唾液流速降低、碳水化合物的自洁作用减少，所以尤其应强调在晚上孩子睡觉前对菌斑生物膜的控制。

尚未有最佳口腔清洁方法的证据。清除菌斑生物膜质量的高低似乎与执行该动作的人的技能有关。

因此，最重要的就是由父母/照护人帮学龄前儿童刷牙，而不是任由孩子自己刷牙。需要特别注意容易堆积菌斑生物膜的牙面和牙齿——具体哪些牙面或牙齿取决于儿童的年龄和牙齿萌出的阶段[82-83]：

- 2岁前：上切牙。
- 3~5岁：乳磨牙的殆面。
- 6~8岁：第一恒磨牙的殆面。

因此，应该指导父母留意第一恒磨牙的清洁，尤其是在"六龄齿"萌出期间更应留意，因为这段时间菌斑生物膜更易堆积，牙齿也更易发生活跃龋[82]。口腔卫生咨询对高危人群的益处可能更大[68]。

菌斑生物膜的机械控制措施还包括使用牙线，瓦解、清除邻面菌斑，从而有利于预防、控制邻面的龋病。然而，系统评价中并未证明成人和儿童单独使用牙线的有效性[84-85]。而在实际操作中，使用牙线对手指的灵活性要求更高，大多数父母发现此动作难以持续，无论是儿童自己操作还是成人代为操作都是如此。因此，在日常生活中要求所有儿童的所有牙齿上均使用牙线似乎是不可行的。应该把上切牙、无间隙的磨牙以及早期邻面龋作为使用牙线的重点区域。

牙医应当负责鼓励父母、儿童和青少年充分控制菌斑生物膜并给予适当建议，使他们的菌斑程度降至健康水平，优先考虑更容易患龋的牙面。除了提供单纯理论咨询之外，将所有动作进行讲解展示也非常重要。例如，牙膏的使用、调整刷牙时儿童的位置保证牙齿处于良好视野、刷牙动作简单可行，以确保家长/照护人或孩子自己能够执行。因此，控制菌斑生物膜并不是针对所有家庭的单一建议。在临床检查中，应该记录可能影响生物膜机械控制有效性的患者特征［例如，年龄、牙列类型（有无间隙）、已萌出的牙齿及正在萌出的牙齿、身体或运动障碍以及有无佩戴矫正器等］。此外，父母的主动性有高有低、对孩子日常生活习惯的参与有多有少、愿意为这项任务投入时间的多少也存在差异，所有这些变量都应被考虑在内，以确保更有效地控制生物膜。

在实际情况中，口腔专业人员应考虑到：

- 概述各场景下控制菌斑生物膜的方法和可达成的、清晰的目标；向父母和儿童同时解释清楚这些措施背后的原因，这可能是取得他们配合的最佳方式。

4.4　思考

儿童、青少年和成人龋病的高患病率和严重程度要求我们对其采取预防与控制策略。这些策略可以是群体层面的（促进健康和健康教育的公共政策），也可以是群体层面和个人层面结合的（饮食咨询），还可以是牙医单独采取的具体措施（例如，关于使用含氟牙膏进行口腔卫生清洁的咨询）。然而，这并不是一项容易的任务。为了从1岁就开始促进健康饮食习惯和建立合适的口腔卫生习惯，有必要对所涉及的生物学和社会心理方面知识有所了解。

由于糖是各种非传染性疾病的共同的常见风险因素，并且在龋病的发生中发挥着重要的作用，因此，应把控糖作为健康行为养成的重点。然而，要确保延迟儿童在生活中接触糖的年龄以及减少各年龄段糖的消耗,采用广泛的策略至关重要,例如在学校减少糖的供应、增加糖的税收,这些措施都将增加改善口腔健康和整体健康的可能性。

在具体的龋病预防和控制措施中,仅进行生物膜机械清除的证据等级最低。尽管如此,刷牙仍然是为牙齿提供持续氟化物来源的最好方式,也是父母和孩子互动的一种方式。刷牙可以教育孩子进行自我口腔清洁的重要性,并能对这些相关能力进行锻炼。

牙医应根据每个家庭的特点,考虑如何从这两种措施中获得最大利益,向家长、照护人和儿童提供咨询。因此,对牙医来说,必须超越单纯的检查治疗操作,要愿意去解决各种行为内在的困难和受限因素。懂得如何倾听、询问、建议和赞美是必不可少的。与此同时,牙医应该明白,循证实践不仅包括现有的最佳科学证据,而且还包括患者的倾向性。因此,还必须尊重儿童及其家长的自主权。

(许文霞 译 刘晓静 审校)

氟化物与龋病
Fluoride Agents and Dental Caries

Alberto C. B. Delbem，Juliano P. Pessan

5.1 引言

80多年前，氟化物被引入口腔行业。学者们通过观察性研究发现，氟化物具有治疗效果并指出，引起"斑釉牙"（后来称为氟牙症）、造成美国几个城市龋病发病率低都是相同的成分——氟化物。使用氟化物的效果与含量呈量–效关系（Dose–dependent relationship）[1]。这些早期的流行病学调查结果随后引发了全世界若干地区进行公共饮水实验性氟化处理。考虑到安全性和成本效益，饮水中添加氟化物成为20世纪最伟大的公共卫生措施之一。目前，氟化钠是世界卫生组织基本药物清单的一部分，同时人类基本健康权（The basic human right to health）中也包含是否能够接触到氟化物这一部分内容[2]。

人们最初对于氟化物的理解是：应在牙齿形成阶段摄入氟化物，以便被正在发育的釉质中的磷灰石晶体吸收，从而通过萌出前（即全身）效应发挥氟化物的预防作用，所以早期都是通过强制的方式摄取氟，而氟牙症就变成氟防龋作用中一个潜在的风险[3]。根据早期饮用水中氟化物含量和龋齿、氟牙症之间关系的流行病学调查结果，已确定了最佳的氟化物暴露浓度，以提供最大的防龋效果，并将患氟牙症风险降到最低[4]。在研究数据中也发现：天然含氟水地区的居民比非含氟地区的居民患龋率低，因此以上这一理念持续了几十年。

在对饮用水进行人工氟化处理后，也引入了其他的氟化物接触方法旨在"补偿"人们对天然含氟水"系统暴露"的缺乏。然而，流行病学和实验室研究结果使研究人员开始质疑萌出前氟化物防龋效应的可行性。氟补充剂应用后不久，研究人员发现，服用含片（可以在唾液中溶解）的儿童比吞服药剂的儿童龋齿增长率更低（约40%），这提示氟化物含片降低龋病发病率是因为含片形式可以使氟化物作用于牙齿的外表面[5]。为了更好地理解釉质脱矿和再矿化过程，以及氟化物干预脱矿–再矿化过程的机制，几十年后的临床研究和实验室研究为其提供了基础。同时，随着对氟化物代谢和毒性理解的不断加深，使人们能够更好地理解最适剂量和安全措施，以便在尽可能减少有害的慢性或全身性副作用的情况下达到最佳预防龋齿的效果。

A. C. B. Delbem (✉) · J. P. Pessan
School of Dentistry, Araçatuba, São Paulo State University (UNESP), Araçatuba, Brazil
e-mail: adelbem@foa.unesp.br

© Springer International Publishing AG, part of Springer Nature 2019
S. C. Leal, E. M. Takeshita (eds.), *Pediatric Restorative Dentistry*,
https://doi.org/10.1007/978-3-319-93426-6_5

5.2 氟对龋病影响机制的概述

一些实验室研究和文献综述已经探讨了氟化物对釉质脱矿和再矿化动态平衡的影响机制（详细审核请参阅Monogr Oral Sci 2011；22: 97–114）。由于章节篇幅受限，本章仅对氟化物如何影响这一动态机制进行简要概述，以方便读者更好地理解本章，并为本章中提到的各种氟化物输送形式提供必要的理论概念支持。

20世纪80年代末和90年代初，在Scandinavia进行了一项研究，在原位模型中通过对比人类和鲨鱼的釉质样本（主要由氟磷灰石组成）评估出氟化物进入釉质晶体对龋病进展的影响[6-7]。氟与釉质结构上的结合确实在一定程度上有效地减少了矿物质的流失，并且与鲨鱼釉质相比，每天使用0.2%含氟溶液含漱可显著减少人类釉质的脱矿。这些数据支持了"口腔环境中的氟化物比釉质中的氟化物能更有效地抑制脱矿"这一观点。还有其他一些重要的研究分析，阐明了龋病的病因学以及氟化物如何在这一过程中发挥作用。简而言之，氟化物可以通过作用于牙齿脱矿–再矿化过程以及细菌代谢过程[3]干扰龋病动态发展，具体见以下阐释。

5.2.1 氟化物对釉质脱矿和再矿化的影响

图5.1简要概述了氟化物如何影响釉质的脱矿和再矿化。简而言之，氟可以存在于在口腔环境不同"池（库）"中[8]：釉质外的氟（图5.1a）；与晶体结构紧密结合的氟（图5.1b～e）；在晶体周围液体中的氟（图5.1b）；与釉质晶体松散结合的氟（图5.1c，d）；以氟化钙（CaF₂）的形式沉积在釉质表面和/或菌斑上的氟。其中，吸附在晶体上的氟防龋效果最为显著。由于釉质外（例如，唾液和菌斑生物膜）和釉质内液体中氟浓度保持平衡，维持釉质外部（图5.1a）氟浓度水平，可以影响釉质晶体间（图5.1b）的氟浓度，最终会影响氟离子的吸附水平（图5.1c）[3,9]。

图5.1 氟在釉质脱矿–再矿化动力学中作用的示意图。图片的顶部和底部分别代表高氟环境和低氟环境。釉质外可用氟的数量（a）决定釉质晶体周围氟的数量（b），这反映了吸附在釉质晶体上的氟的数量（c）。在酸性条件下（d），部分没有被氟覆盖的晶体出现溶解（底部），而完全被氟覆盖的晶体（顶部）可以防止晶体溶解。氟化钙库和/或游离的氟离子，加速部分脱矿的釉质（浅绿色地区）的再矿化过程（e），导致高氟低碳酸盐的晶体沉积（深绿色区域），这样的牙齿结构可以更好地抵抗酸的腐蚀（修订自：Arends和Chrstoffersen[8]，Featherstone[11]）

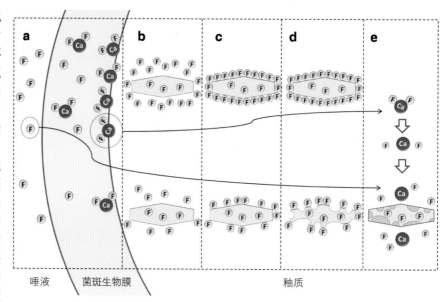

此外，在牙齿表面施用高浓度的氟化物会形成大量的CaF_2，它是未来阻止菌斑生物膜pH下降的物理化学屏障。这种矿物质在水介质中溶解度高，在生理pH下和唾液蛋白稳定结合形成CaF_2-蛋白复合物，在酸性pH下向口腔环境解离释放氟离子和钙离子。这些离子有助于维持足够的氟离子吸附到晶体上，从而减少釉质脱矿，促进已脱矿的晶体再矿化（图5.1e）[9]。CaF_2的形成、在口腔中性pH环境中的稳定性、在酸性pH中氟离子释放是局部应用氟化物产生长期影响的原因。而氟化物浓度、接触时间、pH等因素会显著影响CaF_2在釉质上的沉积[10]。

由于氟的高反应活性，它在再矿化反应（由唾液中的离子产生）中起催化剂的作用。因此，在磷灰石晶体局部脱矿后（这些晶体中包含一些"污染物"，尤其是碳酸盐），氟会加速这部分溶解晶体再矿化，去除碳酸盐成分，促进氟和釉质结合，这一机制可以确保未来更好地对抗患龋风险。由此，氟化物对釉质的再矿化作用也可以减少釉质的脱矿（由于产生抗龋能力更强的矿物质）。脱矿与再矿化是一个动态的过程，不能教条地将它们分开[3,9]。

5.2.2　氟化物对细菌代谢的影响

氟可能会干扰变形链球菌和乳酸菌的代谢，这与促使这些微生物的重要代谢途径失活的复杂生化反应相关[12]。简而言之，氟化物与生物膜成分结合，在酸性pH下解离，形成能够穿透细菌细胞膜的氟化氢（HF）。HF随后分解成氢离子和氟离子，分别导致细胞质酸化和氟化物水平升高。氟通过干扰烯醇化酶来抑制细菌的代谢[9]。虽然这些生化效应在文献中已得到充分证实，但学者们认为，通常在氟化物水平超过临床绝大多数情况下口内氟化物水平时，这些生化作用才发生，所以从临床的角度来说，氟化物对脱矿-再矿化过程的影响（即使在氟浓度低于1ppm的情况下仍有效）比对口腔细菌的影响更重要[3,9]。

5.3　氟化物的应用方式

目前，氟在世界各地得到广泛应用，形式多样（图5.2），这些不同类型的氟化物在氟的浓度以及使用方式方面存在差异。根据目前关于氟在龋病进展过程中的作用机制，以"局部用氟"和"全身用氟"进行分类似乎并不合理，因为氟的作用本质上都是"局部"的，即便是通过口服形式全身吸收的氟也是如此。因此，我们根据氟化物的应用方式[13-14]，将其分为如下3种：

（1）专业用氟：是指由专业人员定期使用的高浓度的氟化物制剂（具体间隔时间根据患者的年龄、龋风险因素和龋活跃度确定）。这些材料有氟保护漆、氟凝胶、氟化泡沫、释氟牙体修复材料以及氟缓释材料等。

（2）家庭用氟：是指患者可在家中使用的含氟产品，其氟的浓度低于专业使用的氟化物。是否高频使用此类氟化物，对于其是否有效至关重要。这类产品包括含氟漱口水、含氟牙膏、氟片剂、氟含片和含氟口香糖。

（3）群体或社区用氟：是指人口覆盖的方式。例如，饮水氟化、牛奶氟化和食盐氟化。

下一节将分别介绍氟化物的主要应用方式，重点介绍专业用氟和家庭用氟，以及其适应证、优缺点和降低患龋率的临床证据。

图5.2 全世界使用不同来源氟化物的估计人数（修订自：FDI[2]）

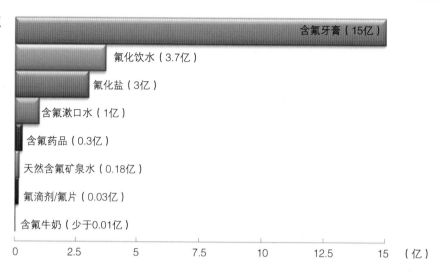

含氟牙膏（15亿）
氟化饮水（3.7亿）
氟化盐（3亿）
含氟漱口水（1亿）
含氟药品（0.3亿）
天然含氟矿泉水（0.18亿）
氟滴剂/氟片（0.03亿）
含氟牛奶（少于0.01亿）

0　2.5　5　7.5　10　12.5　15　（亿）

5.4　专业用氟

如前文所述，专业应用的氟化物包括氟保护漆、氟凝胶、氟化泡沫、释氟牙体修复材料和氟缓释材料。这些产品中氟化物的浓度均较高，加之其特殊的应用方式，这两点妨碍了它们在家中使用。牙科中最常用的氟化物是氟凝胶、氟保护漆和氟化泡沫，下面将分别做详细的介绍。至于氟缓释材料，最新的系统评价[15]提示其临床证据较少，且彼此相悖，临床中也不常见。释氟牙体修复材料中氟的作用主要局限于治疗区域，所以它在临床实践中的应用本身并不是为了控制龋病进展（与氟凝胶、氟保护漆和氟化泡沫的应用目的相比）。基于这些原因，本章不针对释氟牙体修复材料和氟缓释材料进行讨论。

5.4.1　氟凝胶和氟化泡沫

氟凝胶由于其成本低、使用方便、患者接受度高，在临床中得到了广泛的应用。氟凝胶的黏性使其可以同时附着于整个牙弓（使用个别托盘时），从而减少了使用时间和过量摄入氟化物的风险[14]（图5.3）。使用具有触变特性的材料（可在压力下流动的材料）可以增加凝胶在牙齿之间的渗透效果。当无法使用托盘时（因为备货原因或者考虑到患者的年龄和配合度），可以用棉签或毛刷蘸取氟凝胶进行涂布，但每次仅完成半口，以保证充分的隔湿效果和最少量的氟摄入（图5.4）。氟凝胶除了可以在医疗机构中使用，还能用于学校的预防项目或作为家庭处方使用，但是这种做法在一些国家并不常见。在学校或家庭使用时，可将氟凝胶放在托盘里或用牙刷涂布。

一项最近的Cochrane系统评价[16]指出，氟凝胶对恒牙的防龋效果为28%（数据来自25个随机临床试验），对乳牙的防龋效果为20%（数据来自3个随机临床试验）（表5.1）。氟凝胶的效果受使用频率、

图5.3 用于氟凝胶的个别托盘。为了能够覆盖所有牙齿，选择合适尺寸的托盘（a）是很重要的。凝胶必须足以覆盖整个牙列但不能过量（b，c），以尽量减少氟化物的摄入

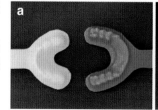 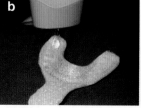 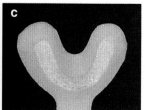

表5.1　根据Cochrane的系统评价数据库，评价含氟漱口水、氟凝胶、氟保护漆和含氟牙膏的防龋效果

年份	含氟产品	参与人数	齿系	包含的试验次数	DMFS/dmfs累计预防百分比（95% CI）	证据等级
2016[17]	含氟漱口水	15305	乳牙	—	不可用	
			恒牙	35	27%（23%～30%）[a]	中
2015[16]	氟凝胶	9140	乳牙	3	20%（11%～38%）	低
			恒牙	25	28%（19%～36%）	中
2013[18]	氟保护漆	9595	乳牙	10	37%（24%～51%）	中
			恒牙	13	43%（30%～57%）	中
2003[19]	含氟牙膏[b]	42300	乳牙	—	不可用	
			恒牙	70	24%（21%～28%）	高

[a] 相应的DMFT累计预防百分比为23%（18%～29%，95% CI）
[b] 这篇综述介绍了含氟牙膏在预防龋齿方面的总体效果，没有区别不同氟浓度的产品

图5.4　用填满氟凝胶的托盘覆盖整个牙列（a），或用棉签（b）每次处理半个区域的牙列，以保证充足的隔湿（增加CaF₂的沉积）。在这两种情况下必须使用吸唾装置，以尽量减少氟化物的摄入

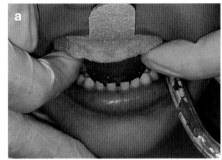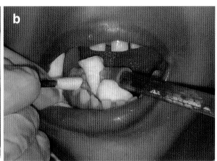

强度（频率×浓度）和是否自己亲自使用（可能与较高的使用频率有关）的影响显著。因此，为了达到预期的临床效果，对于高龋风险和/或已患龋的患者，每年应使用2～4次氟凝胶。

　　由于凝胶中含有高浓度的氟化物（中性和酸性氟凝胶的氟浓度通常分别为9000ppm F和12300ppm F），因此在使用这些产品时应格外谨慎，以避免其副作用。以下是一些重要的建议：

- 氟凝胶通常建议应用于6岁以上的儿童。
- 专业人员操作过程中患者应坐好，头部稍微前倾。
- 操作过程中应使用吸引装置。
- 操作结束后必须用纱布拭去多余的产品，并指示患者多次吐出多余产品（图5.5）。
- 空腹患者应避免使用，以尽量减少可能出现的系统性副作用（空腹情况下氟化物吸收得更快）。

图5.5　在使用氟凝胶后，用纱布轻轻拭去过量的凝胶（a），并要求患者吐30秒口水（b），尽量减少氟化物过量摄入

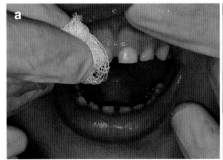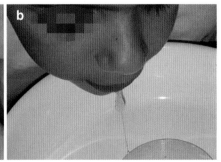

一般而言，中性和酸性产品的建议使用时间都为4分钟，患者使用后需禁食、禁水30分钟。不过，实验室研究和原位研究的结果都表明，当使用时间在1~4分钟内时，釉质上形成的CaF_2的数量没有显著差异[20]。同样，在使用氟凝胶后立即漱口或饮水也不会影响其防龋效果[21-22]。由于没有随机临床试验（RCT）提供证据，这些发现表明需要在临床研究中控制这一重要变量（使用时间），因为它可能对患者的配合度、使用期间氟化物是否会摄入和成本有重要影响。关于提前进行牙面清洁的必要性，文献中一致认为，这一步骤对于确保产品的效果并不是严格必要的[23-24]，但考虑到牙面清洁在预防中的效益，我们强烈推荐这一措施。

至于氟化泡沫，这一产品最近才开始得以应用，其组成类似于酸性氟化磷酸（APF）凝胶。然而，氟化泡沫中的氟含量是同等浓度氟凝胶的1/5~1/4（氟化泡沫中的氟化物浓度较低），因此可以将其视为一种更安全的选择，可降低氟化物过度摄入的风险。尽管尚无系统评价等可靠证据，但单独的RTC表明，这些产品在减少儿童和青少年龋齿预防方面是有效的[25-28]。

5.4.2 氟保护漆

氟保护漆是含有高浓度氟的黏性产品，只能由专业人员在牙科机构中使用（图5.6）。一般情况下，氟保护漆氟浓度为22600ppm F（5%NaF），但也含有其他氟盐和不同浓度的配方。氟保护漆的主要优点是延长了氟化物与牙齿表面的接触时间，增加了牙齿硬组织对氟的吸收，形成了氟化钙的储存层，可以仅仅使用非常少量即可达到预防目的，从而大大降低了过量摄入氟化物的风险。与氟凝胶一样，对于高龋风险和已患龋的患者，应每年使用2~4次氟保护漆，以最大限度地发挥这一措施的益处。

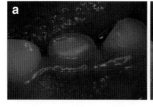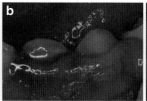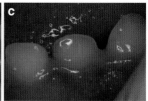

图5.6 （a，c）氟保护漆可以控制或逆转白垩色斑块；（b）清除菌斑后，用毛刷将产品（预先搅拌均匀）刷到龋损部位。涂抹之前牙齿表面不需要完全干燥，些许湿润的环境有助于氟保护漆在涂抹后黏附在牙齿上。涂完氟保护漆后，要提醒儿童和/或父母当天不要让孩子刷牙或吃脆、硬、黏的食物，以最大限度地发挥氟保护漆的作用。氟会慢慢从氟保护漆中释放出来，至少需要与牙齿表面接触6小时

Cochrane中22个随机临床研究[18]的数据（9595例患者）表明，氟保护漆可以有效降低恒牙（DMFS降低43%）和乳牙（dmfs降低37%）的龋齿发病率。此外，没有观察到使用效果与是否在涂布前进行牙面清洁（尽管推荐的原因与使用氟凝胶和氟化泡沫的原因相同）、氟浓度和使用频率之间的联系。尽管氟保护漆含氟浓度较高，但在使用过程中氟化物总量较少（与氟凝胶相比），低于安全值的上限[29]，且已知其对全身的影响是短暂的，因而可以认为氟保护漆是一种更安全的选择。

表5.2的内容是根据年龄和龋风险因素提出的应用氟保护漆和氟凝胶的循证医学建议。尽管其他局部用氟产品也可以查到一些有效的证据，但考虑到急性氟中毒的风险低，因此氟保护漆是唯一推荐给6岁以下儿童的局部用氟产品。

表5.2　根据年龄和龋风险因素，为专业应用局部氟化物（氟保护漆和氟凝胶）提供的循证医学建议

风险分级	复诊患者的年龄		
	< 6岁	6 ~ 18岁	> 18岁
低	专业局部用氟可能不会带来额外的益处[a]		专业局部用氟可能不会带来额外的益处[b]
中	每6个月涂氟保护漆[a]		每6个月涂氟保护漆或使用氟凝胶[b]
	每6个月使用氟凝胶[a]		
高	每3/6个月涂氟保护漆[a]		每3/6个月涂氟保护漆或使用氟凝胶[b]
	每3/6个月使用氟凝胶[a]		

修订自：美国牙医协会科学事务理事会[30]和Weyant等[24]
[a] 证据来随机临床试验系统回顾
[b] 来自专家委员会的报告、意见或权威人士的临床经验

5.5　家庭用氟

与专业应用的氟化物相比，家庭应用的氟化物含氟浓度较低，如果想预防龋齿，就要保证较高频次的使用。考虑到临床实践中的重要性和现有的证据，本章将详细介绍漱口液和含氟牙膏的使用。根据前文所述，在特定条件下，氟凝胶也可凭处方开具，供回家使用（通常NaF的浓度为1%）。

5.5.1　含氟漱口水

含氟漱口水已经在口腔行业中使用了近70年，既可用于家庭护理，也可用于社区预防计划。虽然也有其他氟化物配方的漱口水，但最常用的还是NaF溶液。氟浓度一般为230 ~ 900ppm F，分别用于家庭每天使用和社区项目每周/每2周使用。漱口水的主要优点是其使用简单、有效、非牙科专业人员也可以使用，这对成本效益产生了积极的影响[14]。

Cochrane一篇综述中包含的35个RTC（15305名参与者）证实使用含氟漱口水对恒牙有27%的防龋效果[17]，但对乳牙未发现明确效果。值得注意的是，该文章发现使用漱口水的频率、漱口水中的氟浓度与防龋效果并无关联，这一结果提示，使用哪种含氟漱口水或取决于个人喜好（在家时），或取决于专人监督使用氟化物时的具体可选择范围（在学校项目里）。由于在使用过程中可能误吸含氟溶液，所以不建议6岁以下儿童使用漱口水。

5.5.2　含氟牙膏

目前，全世界有超过15亿人在使用含氟牙膏，这是氟化物应用范围最广的形式[2]。龋齿是一种依赖于生物膜的疾病，使用含氟牙膏刷牙是使用氟化物的最佳方法，它结合了机械清除/破坏牙齿生物膜与氟化物防龋的双重作用[14,31]。牙膏被广泛接受，除了因为其本身的预防功能，还因为它在美观方面卓有功效（清洁、去除污渍、美白和对呼吸异味的影响等）[14]。含氟牙膏不应与含氟磨砂膏（含氟化物浓度较高、研磨性较强、使用频率较低）或氟凝胶（不含研磨性颗粒、含氟化物浓度较高、使用频率较低）混淆[16,19]。

Cochrane两项系统评价证实了含氟牙膏在儿童和青少年龋齿控制中的有效性。虽然在早期的综述中[19]发现含氟牙膏（使用不同浓度）对恒牙的防龋效果为24%（70项研究，42300名儿童），但最新的综述[32]发现仅浓度为1000ppm或以上的产品才具有显著的防龋效果。

　　这篇综述的发表对世界各地的专业人员和科学团体产生了巨大影响，它也经常被用作不推荐低氟牙膏（500～550ppm F）的理由。但是值得注意的是，虽然支持1000～1250ppm F的含氟牙膏（与无氟牙膏相比）的证据是从54个RTC中获得的，但分别为440～550ppm F和1000～1250ppm F的含氟牙膏之间的比较却是从单项研究中获得的。此外，440～550ppm F的含氟牙膏和安慰剂的效果对比是通过纳入两项具有相反效果的研究得出。更重要的是，这篇综述的证据仅来自对恒牙的研究，对于乳牙的证据缺乏且相互矛盾。因此，"尚未找到证据"被错误地认为是"无支持证据"，根据以上的讨论，这一观点并不正确。

　　事实上，有一项随机临床试验表明，研究初始期为静止龋的儿童，分别使用含500ppm F和1100ppm F的含氟牙膏，其龋病进展的速率相似[33]。但是对于活跃龋儿童而言，使用常规浓度含氟牙膏（1100ppm F）刷牙的儿童，其龋齿的进展速度显著降低。因此，考虑到：①3岁以下儿童未来上颌恒切牙发生氟牙症的风险增加[4,34]；②含氟牙膏在有任何氟化物存在下的作用效果增强[19]；③低氟牙膏的临床表现对龋病活动的影响[33]。有学者建议3岁以下，特别是能接触到其他氟化物来源（例如，氟化饮水、氟化盐或含氟牛奶）的低龋风险的儿童使用500～550ppm F的含氟牙膏。除此之外，在其他情况下，应使用1000～1100ppm F的含氟牙膏[14]。

　　另一个重要的问题是关于牙膏的用量。最新的研究表明，减少牙膏的用量可以显著降低唾液[35-37]、菌斑和菌斑液[38]中的氟化物水平，从而影响原位模型中龋病病变的发展[35,38]。此外，这些研究表明，与用量不足的1100ppm F牙膏相比，使用合适剂量的550ppm F牙膏（例如，通过横向技术获得）可能会有更好的效果[37-38]（图5.7）。尽管上文论述了有关使用低氟牙膏[33]和用量的建议[35-37]，但世界各地的协会仍推荐当第一颗牙齿萌出后使用≥1100ppm F含氟牙膏，但3岁以下的儿童应减少用量，降低氟的摄入。

　　除了氟浓度和含氟牙膏用量，其他重要变量也会影响牙膏的临床效果[14]，如下所列：

- 漱口：用大量的清水漱口减少口腔中的氟化物残留，从而影响防龋效果。需要教育儿童刷牙后吐掉多余的牙膏（将全身摄入氟的可能最小化）。
- 刷牙频率/何时刷牙：每天刷牙2次比每天刷牙1次预防效果显著；刷牙应该在睡觉前以及非卧室进行。
- 监督：成人监督下刷牙的儿童其龋齿预防效果更佳。
- 开始刷牙的年龄：长出第一颗牙就开始刷牙。
- 氟化物的接触背景：当含氟牙膏与另一种氟化物来源同时使用时，防龋效果更好。

图5.7　含氟牙膏剂量和含氟浓度的不同会产生不同的治疗强度，即氟化物浓度使用剂量。图a、图b表示分别使用不同剂量的低氟牙膏（550ppm F）和传统含氟牙膏（1100ppm F）后，口腔内唾液平均氟浓度（体内实验，图a）以及釉质硬度的总损耗值（图b）。条形图表示标准差［n=24（a）和n=13（b）］。数据来自Hall等[37]和Paiva等[38]

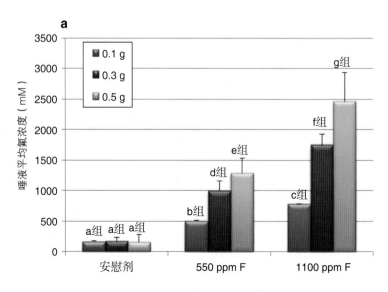

图5.7（续）

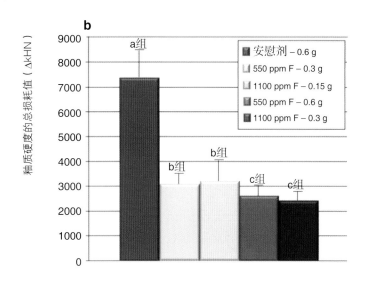

5.6 群体或社区用氟

以社区为单位的氟化项目通常被认为是"全身用氟"方案，因为社区用氟方式一般是口服形式，氟将进入全身循环。不过，如前所述，这些"全身用氟"方式依然还是主要通过局部作用发挥功效，具体机制表现为：氟化物与牙齿表面初次接触（在口服摄入时）时发挥局部作用；或在形成唾液过程中氟化物再次作用于口腔环境。在各种氟化方式中，使用最广泛的是饮水氟化（全球约4亿人饮用，包括天然含氟水源和人工氟化水源），其次是食盐氟化（约3亿人使用）、氟滴剂/氟片（约1500万人使用）和牛奶氟化（不足100万人使用）[2]。

饮水氟化被认为是20世纪十大公共卫生成就之一，这项措施是指向公共饮水添加可控浓度的氟（通常在0.7 ~ 1.2mg/L，具体浓度的微调取决于该地区的平均温度）[1]。一份最新的Cochrane Library系统评价[39]将155项前瞻性研究纳入了研究，结果指出，dmfs指数、DMFS指数分别下降了35%和26%，高氟地区无龋齿的个体比例更高一些。至于食盐氟化和牛奶氟化，适用于由于地理或政治原因无法进行饮水处理的地区。这两种方法都已被证明是控制龋齿的有效方法[40-41]。

5.7 不同载体/不同方法组合的比较

尽管有大量证据证明专业用氟和家庭用氟的有效性，但这些干预措施相互间的相对价值仍不确定。一项Cochrane Collaboration的系统评价针对两种用氟形式在儿童中的有效性进行了比较，结果发现，并没有明确证据表明氟保护漆比含氟漱口水更有效[42]。此外，也没有确凿的证据来分别比较氟保护漆和氟凝胶以及含氟漱口水和氟凝胶的对比效果。将含氟牙膏与含氟漱口水或氟凝胶比较时观察到，尽管它们存在本质上的差异，但有效程度类似。

考虑到不同氟化方式都有广泛应用，有一个重要的问题就是两种不同方式的叠加效应。根据氟化物在龋病控制中的作用机制，可以预期两种或两种以上联合会产生显著的叠加效应。然而，一项Cochrane的综述[43]表明，这种叠加效应非常小（约10%）。值得注意的是，这篇综述所包含的试验次数较少，而且并不是对所有可能的组合都进行了测试，对这篇综述的结果应谨慎解读。因此，使用两种或两种以上氟化方式的策略应仅针对已确定高龋风险和/或龋病高活跃性的患者。表5.2根据年龄和龋风险因素对专业用氟提供了循证医学的建议（氟保护漆和氟凝胶），可作为专业人员为每名患者确定最佳治疗方案时借鉴的一般指南。

5.8　思考

上述所有系统评价的共同点是，所纳入的文献研究其方法学可靠性均较差。绝大多数符合这些评价纳入标准的研究都是在龋病发病率和患病率非常高的情况下进行的，对这些群体来说，即使是最温和的干预措施也能取得显著的降低龋齿发生的效果[14]。过去几十年里可观测到龋病患病率发生了大幅下降，很难确定各种氟化物的具体作用大小。基于此，我们需要以更高质量的方法学进行临床研究，高质量研究中所获得的数据会对制订个人的预防计划和社会群体的公共政策产生重大影响。

除了单一含氟化物的产品外，新技术的研发也值得重视，如第6章所述，不论是单独使用还是与氟化物结合使用，这些技术都可能减少使用氟化物的剂量，但并不影响其预防和治疗效果。尽管这些研究大多尚处于实验室研究阶段，但独立的临床评估提示，这些新技术可显示出令人满意的结果，表明这类材料有助于最大限度地发挥氟化物的作用，同时尽量减少对氟离子的全身摄入，这一点对在牙齿形成阶段的儿童来说非常重要。

最后，考虑到目前对龋病病因[44]的共识，使用氟化物只能作为联合预防策略的辅助手段，还是应当优先控制菌斑和蔗糖的摄入。

（曹妍　译　岳柳　审校）

协同促进氟化物防龋效果的可选方案
Alternatives to Enhance the Anticaries Effects of Fluoride

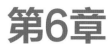

Alberto C.B.Delbem，Juliano P. Pessan

6.1 引言

氟化物影响釉质和牙本质脱矿–再矿化过程的机制已经基本明确，大家也已经了解，氟化物的作用依赖于使用含氟产品时口腔内钙磷离子[1]。很明显，这些离子（注：钙磷离子）是否可得，是再矿化过程发生的限定因素，因此众多含氟产品尝试在口腔环境中释放高浓度钙磷离子。人们单独研究过磷酸盐基试剂，也进行过其与氟化物合用的研究，目前为止被大量研究的磷酸盐基试剂包括无定形磷酸钙、功能化β磷酸三钙、甘油磷酸钙以及环磷酸盐。

这些磷酸盐复合物按作用机制大致分成两类：第一类复合物作为钙和磷酸盐的储存源发挥作用，其目的是为了增加口腔内与羟基磷灰石（CHA）形成有关介质的饱和度。这一类型的材料包括纳米羟基磷灰石，含磷酸钠钙的生物活性玻璃（商品名为诺华敏），一种用树脂类隔板将钙盐和磷酸盐、氟化钠分隔开来的双组分系统（商品名为Enamelon），脱水磷酸四钙，酪蛋白磷酸肽（CPP）与无定形磷酸钙（ACP）的混合物（商品名为Recaldent）、功能化β磷酸三钙、甘油磷酸钙等。第二类复合物是环磷酸盐，与第一类不同，环磷酸盐并不作为磷酸盐的储存源发挥作用，而是作为屏障阻止酸扩散入牙齿表层下方，同时作为磷酸钙的媒介促进唾液中的钙离子和磷离子进入龋损组织。最广泛应用的环磷酸盐产物是三聚磷酸钠和六聚磷酸钠。除了钙盐和磷酸盐的使用，还有其他一些技术可促进氟化钙（CaF_2）更大程度地沉积于牙齿基质（见第5章）。氟化钙作为氟离子和钙离子的"储存池"，是局部用氟有效的主要介质，因此低氟牙膏在低pH环境中产生的氟化钙浓度与传统含氟牙膏（1100ppm F）在中性pH环境中的氟化钙浓度相当。这一指标（注：指氟化钙浓度）与多个龋动态的指标密切相关（例如，对脱矿与再矿化的影响、对生物膜的影响、对唾液的影响）。

尽管近年来其他一些技术也有所发展，这些技术都具有促进再矿化、减少脱矿的能力，但是相关的循证证据仍有限，我们目前无法确证这些产品比传统产品的临床效果更好。为了探索牙齿硬组织脱矿和再矿化动态循环过程中的不同机制，本章将介绍与氟化物相关的策略以及用于儿童的低氟产品的策略。

A. C. B. Delbem (✉) · J. P. Pessan

School of Dentistry, Araçatuba, São Paulo State University (UNESP), Araçatuba, Brazil

e-mail: adelbem@foa.unesp.br

© Springer International Publishing AG, part of Springer Nature 2019

S. C. Leal, E. M. Takeshita (eds.), *Pediatric Restorative Dentistry*,

https://doi.org/10.1007/978-3-319-93426-6_6

6.1.1 无定形磷酸钙

在促进釉质再矿化的不含氟的产品中，其中最被看好的产品是CPP-ACP，是酪蛋白磷酸肽（CPP）与无定形磷酸钙（ACP）的结合[2]。CPP是由酪蛋白衍生的磷酸肽，有助于增加二价矿物质的溶解度。CPP在中性pH环境下与二价金属（Ca^{2+}、Zn^{2+}、Fe^{2+}、Se^{2+}）结合，形成了可溶性复合物。该产品的另一种组成成分，无定形磷酸钙（ACP），是羟基磷灰石（CHA）的前体，溶于水后可以变成羟基磷灰石。CPP和ACP结合后形成了可促进牙齿再矿化的一种有利介质。具体机制如下：CPP与ACP结合，促进ACP形成聚集物，后者在亚稳态的溶液中不会继续增长，避免了成核现象和沉淀现象[3-4]。理想状态下，这一技术在酸性pH（＜4.0）环境中也可作为再矿化剂起效，与在中性pH环境及碱性pH环境中的机制类似。CPP-ACP可与氟结合，形成稳定的氟磷酸钙可溶化合物（CPP-ACFP）。在口腔环境中，CPP-ACP可从不同途径作用于牙齿，具体表现如下[4-6]：

（1）釉质和牙本质：ACP（和CPP结合后）可作为羟基磷灰石上的磷酸钙核。

（2）牙齿生物膜：CPP-ACP可扩散至生物膜，其缓冲能力可对抗产酸微生物引起的pH下降；同时CPP-ACP可促进生物膜中钙离子浓度的增高，结果能促进发生更高程度的再矿化。据研究报道，CPP可以将ACP"锁"定于菌斑存在的部位，阻止釉质脱矿。

除了上述这两个途径，CPP-ACP与氟结合形成的CPP-ACFP可促进氟元素进入生物膜，与CPP-ACP相比，它促进牙齿组织再矿化的能力更强。CPP-ACP已被应用到多种产品中，例如无糖口香糖、薄荷糖、牙膏、漱口水、氟保护漆（含氟涂料）、氟凝胶[5-6]。而局部使用的膏剂在售的有含900ppm F的产品（GC Tooth Mousse Plus或MI Paste Plus）以及不含氟的产品（GC Tooth Mousse或MI Paste）。这些产品适用于牙齿漂白后、牙面清洁后、局部涂氟后、龋活跃患者的再矿化治疗、釉质发育不全、牙本质敏感、牙齿磨耗、咽反射敏感、佩戴正畸矫治器的患者等[5-6]。CPP-ACP的使用形式有多种，无固定形式、无固定频率。由于CPP-ACP无毒，可被吞咽，无须吐出，因此可以将其置于托盘中整夜使用，尤其是在牙齿漂白后。不过，实验室研究显示，增加使用时间并未显示出相应的再矿化的额外益处[7]。

大量体外试验、原位试验对CPP-ACP/CPP-ACFP的应用效果进行了研究。但是，临床证据较为有限，多半是研究釉质再矿化的。因此，还需要更长期的研究，以减少CPP-ACP临床疗效中过多的不确定性，尤其是需要确定与传统产品相比其效果如何。鉴于大部分研究都有安慰剂作对照，长期效果的观察值得期待。目前系统评价的结论各不相同，有的研究认为这一产品对邻面釉质龋有预防[8]和治疗效果[9-10]，也有的研究认为其并不比含氟牙膏的效果更好[10-11]。当与含氟牙膏合用时，有关其临床效果的研究，结论也存在相互矛盾[11]。

6.1.2 功能化β磷酸三钙

另外一种有前景的成分是功能化（或改性）β磷酸三钙（β-TCP），是β-TCP与有机物和/或无机物（例如，碳酸和表面活性剂）偶联而形成的产物。它可作为矿化成分的生物活性来源，特别是由于相对于其他钙盐和矿化物，它的溶解度较小，所以在水基溶液中与氟离子的相容性好[12-13]。然而β-TCP也存在争议，容易形成磷酸钙复合体，与氟离子结合时容易形成氟化钙。这一过程会降低钙离子和氟离子的生物利用度，因此也影响了再矿化过程[12-14]。

为了让β-TCP更加稳定，可以将其与二氧化钛或其他金属氧化物结合使用[12-14]。同时，将β-TCP与有机物和/或无机物混合活化后，能形成一种屏障，阻止氟离子和钙离子过早的交互作用。也可以添加入传统的牙齿防护产品（例如，牙膏、漱口水），促进其在牙面应用时靶向释放。与唾液成分接触后，产品中的小颗粒被溶解从而发挥防龋效果。这一类的产品包括：用于水性制剂的硫酸钠、二氧化硅、尿素，用于非水基制剂的反丁烯二酸（例如，氟保护漆）[14]。一个商品化的例子就是3M Espe ClinPro™氟保护漆。根据制造商说明，在中性或弱碱性环境中，可增强牙齿的再矿化[15]。

一些体外试验和原位试验，把β-TCP置于溶液、漱口水、牙膏、氟保护漆中，显示出与β-TCP与氟结合后，增加了釉质的坚硬度，增加了釉质的氟摄入，白斑区域发生了再矿化（通过QLF定量光导荧光系统测量），同时也增加了钙离子在唾液中的释放[13,16-18]。不过，临床证据仍然欠缺，所以在现阶段对此类产品进行临床推荐可能为时过早。

6.1.3 甘油磷酸钙

甘油磷酸钙（CaGP）是一种与羟基磷灰石亲和力比较强的有机磷酸盐，具有防龋效果[19]。CaGP的作用机制与其pH缓冲能力[20]、增加生物膜中钙和磷的浓度[21]、减少生物膜的厚度[22]有关，继而可对牙体组织发挥作用[23-24]，减少了釉质的脱矿[25]。因此CaGP通常用于不含氟化物的天然配方中，或与另外一些抗微生物制剂商品合用（例如，多元醇和植物提取物）。

甘油磷酸钙（CaGP）常与单氟磷酸钠（MFP，含1000~1500ppm F）合用，可能是出于想同时应用钙源和氟化钠的目的。但是，有一项实验室研究比较了不同浓度的甘油磷酸钙（0.25%~2.0%）和低氟牙膏（500ppm F）合用的效果，结果发现只有0.25%CaGP有防止脱矿的协同效应[26]，提示理想的摩尔浓度是达到最佳效果的重要参数。这也同时解释了为什么高浓度的氟（1100ppm，MFP）和低浓度0.13%CaGP合用，釉质脱矿治疗的短期疗效并不明显[27]。此外原位研究中，含氟牙膏（500ppm F）（无论是NaF或MFP）中加入0.25%CaGP，与使用标准浓度（1100ppm F）含氟牙膏有类似的再矿化效果[28]，这一结论在后续的一项儿童随机临床对照研究中得到了进一步验证[29]（图6.1）。

图6.1 使用不同牙膏的儿童dmfs增量长（红色部分）和基线（蓝色部分）时的乳牙龋面均（dmfs）。*使用不同浓度牙膏后dmfs增量有显著差异

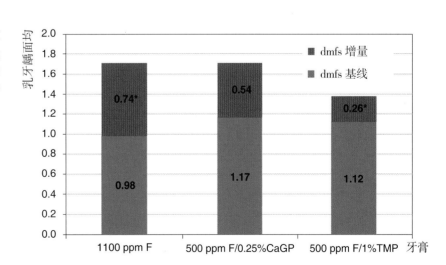

上述提到的效果与该产品向生物膜提供氟和钙离子的能力有关，也与釉质摄取大量钙的能力有关，同时并没有降低釉质摄氟的能力[26,28,30]。甘油磷酸钙（CaGP）与其他产品［例如，包括氟保护漆[31]、树脂改性玻璃离子（数据尚未发表）、软饮料添加剂[32]等］合用也有相关研究，其防龋效果和防磨耗效果的结果从无效果到有显著的积极影响，结果差异很大。

6.1.4　环磷酸盐：三聚磷酸和六聚磷酸

最近几年，凝缩无机磷酸盐或者环磷酸盐［三聚磷酸（TMP）和六聚磷酸（HMP）］[33]受到广泛研究，它可作为临床用氟的备选方案，用以增强氟对龋病、牙齿磨耗、牙本质敏感的效果。随着人们对在牙膏以及凝胶中使用氟而产生的急慢性氟中毒的担心，这一研究趋势又有所加强[34-37]。

实验室研究和原位研究显示，与不含磷的产品相比，含TMP和HMP的含氟牙膏、氟凝胶、含氟漱口水以及氟保护漆，对龋齿和牙齿磨耗有更显著的保护效果。研究显示，在含氟牙膏中加入TMP可以封闭牙本质小管，降低牙本质敏感[38]。表6.1总结了使用不同的配方获得的结果，以及环磷酸盐（TMP和HMP）与氟化物间关系研究的结果，其中氟化物和TMP之间的最佳摩尔比在实验室研究中进行了测试，部分在原位研究中得到了证实。

表6.1 TMP/HMP与氟合用的主要研究结果汇总（具体组合变量包括：氟的载体、实验类型、TMP或HMP的浓度、氟的浓度）

产品	釉质龋损				釉质磨耗	
	实验室研究		原位研究		实验室研究	原位研究
	研究脱矿	研究再矿化	研究脱矿	研究再矿化		
低氟牙膏	250ppm F/0.25%~1%TMP =1100ppm F[39] 250ppm F/0.5%HMP >1100ppm F[40] 450ppm F/0.25%TMP/0.25%CiCa =1100ppm F[41] 500ppm F/1%~3%TMP >1100ppm F[42] 500ppm F/3%TMP =1500ppm F[43]	50ppm F/0.25%TMP/0.25%CiCa =1100ppm F[44]	250ppm F/0.05%TMPnano >1100ppm F[45] 500ppm F/1%TMP =1100ppm F[46]	500ppm F/1%TMP =1100ppm F[47]	250ppm F/0.25%~1%TMP >1425ppm F/5%KNO$_3$[48] 500ppm F/3%TMP >1100ppm F =5000ppm F[49]	—
传统含氟牙膏	1500ppm F/3%TMP =3000ppm F[43] 1000ppm F/0.25%TMP/0.25%CiCa >1100ppm F[41] 1100ppm F/3%TMP >1100ppm F[50] 1100ppm F/1%HMP >1100ppm F[51]	—	1100ppm F/1%HMP >1100ppm F[54]	1100ppm F/3%TMPnano >1100ppm F[55]	1100ppm F/3%TMPnano >1100ppm F =5000ppm F[56]	—

续表

产品	釉质龋损				釉质磨耗	
	实验室研究		原位研究		实验室研究	原位研究
	研究脱矿	研究再矿化	研究脱矿	研究再矿化		
传统含氟牙膏	1100ppm F/ 3%TMPnano > 1100ppm F[52] 1100ppm F/ 0.5%HMPnano > 1100ppm F[53]					
含氟漱口水	100ppm F/ 0.4%TMP > 225ppm F[50]		—	—	100ppm F/ 0.2% ~ 0.6%TMP > 225ppm F[57]	—
低氟漆	2.5%NaF/ 5%TMP =5%NaF[58]	2.5%NaF/ 5%TMP =5%NaF[59]			2.5%NaF/ 3.5% ~ 10%TMP > 5%NaF[60]	2.5%NaF/ 5%TMP > 5%NaF[61]
传统氟保护漆	5%NaF/ 5%TMP > 5%NaF[58]	5%NaF/ 5%TMP > 5%NaF[59]		5%NaF/ 5%TMP > 5%NaF[62]	—	
低氟凝胶	1%NaF/ 5%TMP > 2%NaF =1.23%APF[63]	1%NaF/ 9%HMP > 2%NaF =1.23%APF[64]	1%NaF/ 5%TMP > 2%NaF > 1.23%APF[65]	1%NaF/ 5%TMP > 2%NaF =1.23%APF[66]	1%NaF/ 5%TMP > 1.23%APF[67] 1%NaF/ 9%HMP =2%NaF[68]	
复合树脂	1.6%NaF/ 14.1%TMP > 1.6%NaF[69]	1.6%NaF/ 14.1%TMP > 1.6%NaF[70]	—	—	—	

CiCa，构成枸橼酸钙

　　大部分的研究都集中于牙膏上，结果显示，含TMP或含HMP的产品，尽管其氟含量是传统含氟牙膏（1100ppm F）的1/2[41-44,46-47,49]或者1/4[39-40,45,48]，但效果相当甚至占优。其他的研究还包括了环磷酸盐在含氟漱口水、氟凝胶、氟保护漆、含氟充填材料中的应用。事实证明，含氟浓度更低的TMP凝胶（4500ppm F）是一种更安全的适合儿童的替代品，因为当儿童使用传统氟凝胶（9000 ~ 12300ppm F）时，其相关的摄入和不良事件（主要是恶心和呕吐）的风险有时会超过其提供的益处[34-35,37]。除此之外，在公众健康领域必须考虑目前建议的口腔预防措施的可行性以及成本。在浓度为4500ppm F氟凝胶中增加5%TMP，可以提高这种配方在龋病和牙齿磨耗模型中的效果，与那些中性（2%NaF或9000ppm F）氟凝胶或酸性（12300ppm F）氟凝胶所达到的效果类似[63,65-66]。与此类似，含5%TMP的氟保护漆比5%NaF氟保护漆显示出更好的釉质保护效果和再矿化效果[58-59,62]，同时也对釉质磨耗显示出显著的保护效果[61]。当把TMP或者HMP加入复合树脂[69-70]或者玻璃离子（数据未发表）中时，也有类似的有益效果。

　　一项针对儿童的临床随机对照试验中，比较了添加TMP或CaGP的低氟牙膏（500ppm F），与传统含氟牙膏（1100ppm F）阳性对照的效果，结果证实在低氟牙膏中添加TMP具有很好的效果。18个月后，与对照组相比，含TMP的牙膏组龋齿增长率更低[29]（图6.1）。综合衡量利弊后，6岁以下儿童可以使用这种牙膏作为安全替代物[29,71]。

　　有关TMP与氟合用时作用机制的研究提示，它们的吸附点都位于羟磷灰石分子中羟基（–OH）的结合位点[72-74]，这一机制有助于解释为什么需要最适摩尔比以达到最优效果。TMP与氟合用时，还参与了氟在羟基磷灰石中的沉积，可以去除磷灰石中与碳酸盐结合（松散结合）的钙。与羟基磷灰石结合的"TMP层"有限制酸的作用，允许氟化钙或磷酸钙沉积（取决于具体哪种介质），这一沉积过程在矿化组织的脱矿过程或者再矿化过程中至关重要。

直接将TMP应用于羟基磷灰石时，或/和500ppm F/1100ppm F联合应用于釉质时，TMP有助于增加氟化钙的沉积[73-74]，但是在高浓度氟（>4500ppm F）时并未出现这一效果[59,62-63,65-66]。值得注意的是，TMP的效果可能与减少酸的扩散、改善离子渗透入釉质有关[43,63,66]。这个机制可以解释为什么含TMP的产品有助于对抗釉质磨耗（图6.2）。

图6.2 环磷酸盐（TMP或HMP）对磨耗牙齿的作用机制图示。高氟浓度产生大量的CaF_2沉积，但在酸性介质中会溶解（例如，果汁、软饮料等），结果导致釉质表面直接暴露于酸性环境中（见图示中上半部分）。将HMP或者TMP与高氟产品合用后，会产生一个HMP或TMP层附于釉质表面，接触酸性物质时只产生少量的矿物质丢失（见图示中的下半部分）

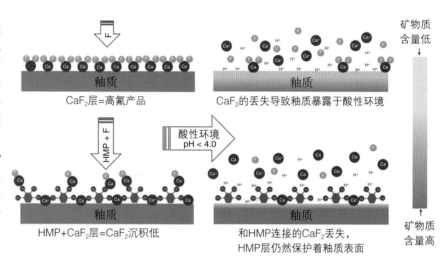

有关使用环磷酸盐治疗的研究也提示，这类产品可以改变釉质表面自由能，因为经环磷酸盐处理后釉质表面具有更多的电子提供位点，有利于钙离子的吸收[75-76]。而且，一项有关添加了TMP的1100ppm F的牙膏研究表明，可显著增加钙磷在牙本质的沉积，从而封闭牙本质小管，增加矿物质浓度[38]（图6.3），

图6.3 使用含氟牙膏后牙本质表面的显微镜观察结果（SEM电镜，放大3000倍）。Micro-CT显示了随着牙本质深度的增加，不同截面的矿物质含量（Skyscan1272，Bruker，Kontich，Belgium）[38]

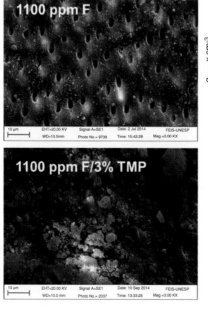

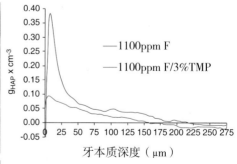

同时牙本质导水能力是未添加TMP时的1/2（数据尚未发表）。

环磷酸盐还有一个显著的特征，与传统配方（例如，不添加环磷酸盐）相比，当环磷酸盐与氟化物合用时[43,47,50,76-77]，可以促进钙和磷渗透到釉质下病变的能力。从临床的角度来看，这点非常重要。因为在传统的氟治疗中，氟化物可导致白垩色斑块表面过度矿化，从而限制离子向釉质下受损区域扩散，因此会在临床上留下"瘢痕"——临床上所谓的非活跃性釉质龋病病灶。另外，含有环磷酸盐的产品，不仅可在表面观察到明显的治疗效果，更重要的是，在表层下方也可观察到最初龋损"真"的愈合了（图6.4）。

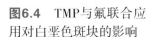

图6.4 TMP与氟联合应用对白垩色斑块的影响

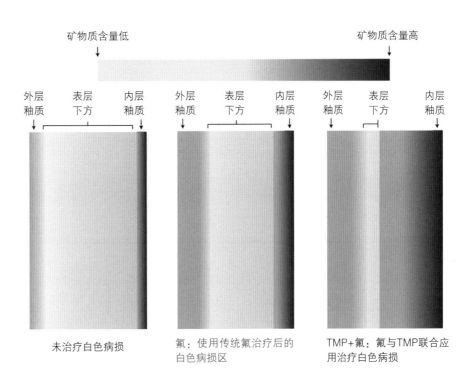

6.1.5　酸性牙膏

大约40年前有人基于CaF_2的形成与介质中pH成反比，提出了酸性牙膏的概念[78]。研究表明，在酸性pH（5.5）下使用低浓度含氟牙膏处理釉质，可以促进氟的沉积，这一效果可等同于传统牙膏（1100ppm F）在中性pH下的作用[79-80]。利用pH循环模型进行的后续研究证实，与1100ppm F在中性pH下作用相比，含500ppm F的牙膏在酸性pH（5.5）下能产生相同的再矿化（治疗作用）和阻止脱矿（保护作用）的作用[81-82]。

之后又有研究证实，即使在更低的pH环境（pH4.5）下，牙膏也能进一步增强保护的作用。浓度低至412ppm F也能对脱矿釉质产生与传统浓度（1100ppm F）含氟牙膏中性pH溶液类似的保护效果[83]，不会因低pH而发生额外的釉质磨损[84]。这一激动人心的发现后续又被两项针对儿童的随机对照研究所证实[85-86]。这两项研究从全身用氟的安全性评估考虑，通过指甲作为生物指标，证实这种产品（含TMP低浓度含氟牙膏）是一种安全的替代产品[87]。巴西市场上有一种含550ppm F、pH4.5的凝胶供儿童使用（Gel Dental Escovinha™）。酸性牙膏除了能增加氟化钙的沉积，其临床优势还有：与传统中性产品相比，可以增加唾液[88]、生物膜[87,89]和生物膜液体[77]中的氟含量。表6.2小结了酸性牙膏对釉质龋以及釉质磨耗治疗效果的研究结果。

表6.2 评估不同变量对酸性牙膏的影响的主要研究摘要

学者（发表年份）	研究类型	观察的主要变量	主要结果
Gerdin（1974）[78]	体内	龋增长（dmfs）	250ppm F（pH5.5）与1000ppm F类似
Petersson等（1989）[79]	实验室	釉质的氟摄入	250ppm F（pH5.5）与1000ppm F或者1500ppm F（中性pH）类似
Negri和Cury（2002）[80]	实验室	釉质的氟摄入	550ppm F（pH5.5）与阳性对照（1100ppm F，中性pH）类似，考虑到有松散结合和紧密结合的氟
Brighenti等（2006）[81]	实验室	釉质脱矿	550ppm F（pH5.5）与1100ppm F（中性pH）类似
Alves等（2007）[83]	实验室	釉质脱矿	412或550ppm F（pH4.5）与1100ppm F（中性pH）类似
Nobre dos Santos等（2007）[90]	原位	釉质再矿化/釉质氟摄入	550ppm F（pH5.5）与1100ppm F类似。考查的丝釉质再矿化和紧密结合的氟
Olympio等（2007）[88]	体内	唾液中氟浓度	550ppm F（pH5.5）牙膏与阳性对照（1100ppm F，中性pH）类似
Alves等（2009）[84]	实验室	釉质磨损（磨耗）	275、412、550和1100ppm F（pH4.5）与其中性对照组相比，区别不显著
Buzalaf等（2009）[87]	体内	菌斑膜的氟摄入/指甲内氟含量	550ppm F（pH4.5）与1100ppm F（中性pH）类似，考查的是菌斑的氟浓度。降低牙齿防护材料的pH并不影响指甲内的氟浓度（全身影响）
Vilhena等（2010）[85]	体内	龋病进展（dmfs）	550ppm F（pH4.5）与1100ppm F（中性pH）类似
Brighenti等（2013）[82]	实验室	釉质再矿化	550ppm F（pH4.5）与1100ppm F（中性pH）类似
Moron等（2013）[91]	实验室	釉质磨耗	550ppm F（pH4.5）比1100ppm F（中性pH）的保护效果低
Cardoso等（2014）[86]	体内	龋病进展和控制/趾甲内氟浓度	550ppm F（pH4.5）明显龋低增长、低进展，对照组是中性1100ppm F（Nyvad的标准）；550ppm F比中性1100ppm F的效果好（QLF分析）；低浓度含氟牙膏趾甲内氟含量低（全身影响）
Cardoso等（2015）[89]	实验室 体内	釉质脱矿/菌斑膜氟摄入	与1100ppm F（中性pH）相比，550ppm F（pH4.5）对釉质脱矿的影响小，促进了明显的菌斑膜氟摄入能力
Kondo等（2016）[77]	体内	唾液和菌斑膜中的氟含量（固体和流体）	与中性对照组相比，使用酸性牙膏刷牙1小时菌斑膜中氟浓度更高，不过无显著差异；牙膏的pH并不影响唾液中的氟浓度
Ortiz等（2016）[92]	实验室	釉质脱矿/釉质氟摄入	550ppm F（pH4.5）类似于或优于1100ppm F（中性pH），考查指标为紧密结合的氟以及松散结合的氟对抗脱矿的效果较差
Veloso等（2017）[93]	体内	菌斑膜氟摄入	刷牙1小时后750ppm F（pH4.5）与1100ppm F（中性pH）类似
Campos等（2017）[94]	体内	趾甲中氟含量	750ppm F（pH4.5）与1100ppm F（中性pH）相比趾甲中氟含量更低

6.2 思考

有关最新治疗方法的研究大多（但不限于）针对的是高龋风险患者/龋活跃度患者。在过去的几十年中，人们对新产品的开发进行了深入研究，想要尽力减少釉质脱矿和/或增加口腔护理产品中再矿化的能力，同时将传统氟治疗中有关氟毒性的副作用降到最低。有大量的证据表明这一目标是可行的，可通过不同的途径，达到与传统治疗类似或更优的效果。只不过，理想的产品应该同时有促进再矿化、减少矿物质损失、减少牙齿磨耗和牙本质敏感的能力，最好能对儿童以及成人都安全有效。在本章讨论过的这些治疗方法中，最令人鼓舞的是环磷酸盐与氟的联合应用，这两个物质的联合应用在上述场景中都表现出了协同作用，而且可以同时应用于家用场景和医用场景。不过，上述技术都需要进一步的临床研究。

（高艳霞 译 贠晓非 审校）

釉质发育缺损
Developmental Defects of Enamel

Paulo M. Yamaguti，Renata N. Cabral

第7章

7.1 引言

釉质发育缺损（DDE）的临床特征包括釉质的弥漫性不透明斑块至釉质层的完全缺失。迄今为止，通过对与DDE相关的实验研究以及临床观察，已经发现了干扰釉质形成的多种局部因素、系统因素、环境因素和遗传因素[1]。

釉质发育缺损根据牙齿唇面的釉质表现进行分类，包括局限性不透明斑块、弥漫性不透明斑块、发育不全，或三者表现的综合[2]，这些釉质的临床表现与其病因是相互独立的，并非一一对应。本章将主要讨论3种广义上的釉质发育缺损：①遗传性釉质发育不全（Amelogenesis imperfecta，AI），其病因是遗传序列的变异，该变异影响了在釉质形成过程中起重要作用的蛋白质；②氟牙症（Fluorosis），因在釉质形成过程中摄入了过多的氟化物所致；③磨牙切牙矿化不全（MIH），其发生有可能是系统性失衡所致，但其病因目前尚未得到明确阐明。

为了更好地理解釉质发育缺损的病因学，我们需要重新熟悉一下复杂的釉质形成过程。有一些关键蛋白质和功能对正常的釉质发育和矿化至关重要，生物学和分子机制的相关知识有助于理顺因果关系，从而有助于诊断、制订治疗计划、进行预防干预、获得较好的预后。

7.2 釉质形成

釉质形成的复杂而有序的过程称为成釉阶段，可分为4期：分泌前期、分泌期、过渡期和成熟期[3]。每个时期，细胞形态、朝向、定位和功能的控制对釉质的正常发育都至关重要。分泌前期，来自内釉上皮的未分化细胞分化为前成釉细胞。在分泌期，分化后的成釉细胞连续排列，这些成釉细胞不断增长，并形成了一个相对独立的空间（Compartment），将来有机基质将沉积于此，釉质将在此发育[4]。初始的

P. M. Yamaguti (✉)
Oral Care Center for Inherited Diseases, Oral Health Unit, University Hospital of Brasilia,
University of Brasilia, Brasilia, Brazil
R. N. Cabral
Pediatric Dentistry in Private Practice, Brasilia, Brazil

© Springer International Publishing AG, part of Springer Nature 2019
S. C. Leal, E. M. Takeshita (eds.), *Pediatric Restorative Dentistry*,
https://doi.org/10.1007/978-3-319-93426-6_7

釉质有机基质分泌后，成釉细胞形成了分泌性顶端突起（Tomes突）。当成釉细胞离心移动时，两个分泌位点（Tomes突的顶端和侧面）从两个不同的方向沉积形成釉质有机基质。这种沉积模式决定了釉柱和釉柱间质的排列[5]。

釉质有机基质主要包括釉原蛋白（90%）、釉蛋白、成釉蛋白、釉丛蛋白。成釉细胞与这些蛋白协同作用，分泌出一种蛋白酶，该蛋白酶为MMP-20，是金属基质蛋白酶的一种。这种酶在有机基质的初始酶促加工中发挥作用[5-6]。显然，通过降解功能产生的小肽其部分结构起到了矿化信号分子的作用，而其他肽类则会自组装成纳米球结构，以协调初始晶体的形成[7]。约30%的釉质矿化发生于分泌期[8]。

分泌期有3个重要因素可能影响最终的釉质厚度和表面光滑度：①有机基质含量；②沉积总量；③正常的成釉细胞形态和生理结构。任何干扰这些因素的局部因素、全身因素或遗传因素都可能干扰釉质的正常发育[1]。当达到釉质应有的总厚度时，成釉细胞的Tomes突会松解，并减少蛋白质分泌（进入过渡期）。

成熟期的特征包括有机基质形成的凹陷和羟基磷灰石晶体宽度方向的生长[9]。MMP-20的分泌开始增加，同时成釉细胞开始分泌另一种蛋白酶——激肽释放酶-4（KLK-4）[10]。成釉细胞的功能开始发生变化，它们对基质进行降解和再吸收，同时对釉质矿化的矿物离子流入进行控制。为了发挥这些不同的作用，成釉细胞的形态不断发生变化，并表达出多种不同的蛋白[5]。其顶端形态在褶皱端和平滑部分之间形态交替变换[5]。这有助于增加或减少细胞表面积和细胞的再吸收能力。

随着羟基磷灰石晶体的产生，H离子被释放，pH降低。酸碱度的平衡受缓冲机制调节，若干泵和通道参与了矿物离子和碳酸氢盐的运输。有文献已经证明酸碱失衡会干扰釉质形成并产生釉质缺损[11-16]。

在分泌期和成熟期，成釉细胞层保持连续对正常的釉质发育至关重要。它们在连接复合体和基底膜中表达不同的层粘连蛋白、紧密连接蛋白和整合素亚型。这些蛋白质起着收紧或放松细胞间隙的作用，促进细胞间离子和溶质的通过。有报道指出，当这一过程受到干扰时，则会出现釉质缺损[4,17-21]。

渐渐地，成釉细胞的长度逐渐减少，釉质矿化增加。成熟的釉质由高度有序的晶体结构组成，几乎全部为羟基磷灰石晶体[9]。

釉质形成的复杂过程尚未完全阐明。在釉质成熟阶段的几种通道、载体、阴离子交换剂、泵和其他蛋白质的转录物仍在研究中[22]。成熟过程完成后，约50%的成釉细胞发生凋亡；剩余的细胞体积变小，形成一层细胞层，保护釉质，直至牙齿在口腔中萌出。

7.2.1　干扰釉质形成的因素

由于釉质形成极其复杂，在其形成的任何阶段都有多种因素可干扰其过程，引发釉质缺损。在分泌期，干扰因素影响的是釉质数量；而在成熟期，受到影响的是釉质质量。

7.2.2　釉质缺损的类型

（1）形成不全型（Hypoplasia）：釉质厚度或光滑度受影响。釉质变得薄、有凹痕、有沟槽，甚至釉质层的整体缺如。

（2）矿化不全型（Hypomineralization）：釉质厚度正常，但质脆、易碎。临床检查可见釉质呈现界限分明或弥散的不透明表现，并有可能发生变色。分为两个亚型：

①釉质成熟不全（Hypomaturated）：特征表现为有机基质的清除不完全（釉质易碎）。

②釉质钙化不全（Hypocalcified）：特征表现为釉质钙化不充分（软釉质）。

将矿化不全型（Hypomineralized）继续分出亚型并不容易，因此许多学者建议仅将釉质缺损分为形成不全型（Hypoplastic）和矿化不全型（Hypomineralized）即可。图7.1列出了由不同病因引起的不同类型的釉质缺损。表7.1列出了影响釉质形成的病因学因素。其中有些还没有经过科学论证。

图7.1 釉质发育缺损的不同类型：（a）形成不全型AI；（b）成熟不全型AI：上切牙呈现局限性和弥漫性不透明斑块；（c）钙化不全型AI；（d）形成不全型AI：患者表现出与AI、前牙开拾、邻间隙增大、超敏反应相关的多种特征；（e）形成不全型AI：乳牙和恒牙滞留、釉质薄和牙龈增生的；（f）2型氟牙症（根据TF指数）或轻度氟牙症（根据Dean指数）：沿周线的明显不透明线，相邻线有一些汇合；（g）4型氟牙症（根据TF指数）或中度氟牙症（根据Dean指数）：整个表面呈现明显的不透明或呈白垩白色；（h）完整的病史对诊断很重要。该病例与AI病例类似，是一个由于反复输血感染导致的广泛型釉质发育缺损病例

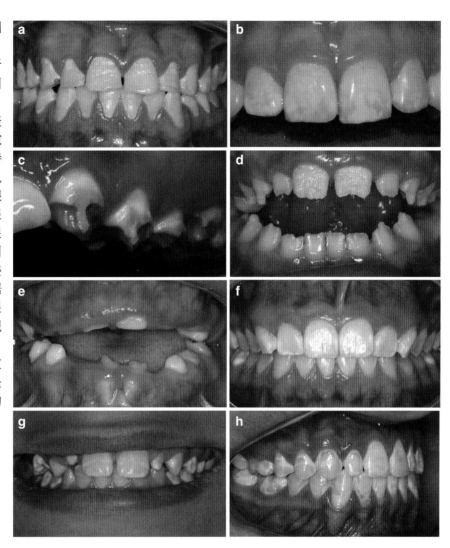

表7.1 病因类型、病因、釉质缺损发生的可能机制及科学依据

类型	病因	机制	证据等级	研究
物理	创伤	成釉细胞受损	强	实验动物[96]，病例报告[97]
	放射治疗	影响成釉细胞功能	强	癌症患者[98]
	化学疗法	影响成釉细胞功能	强	癌症患者[99-100]
化学	BPA	影响成釉细胞增殖和基因转录	实验动物中表现弱	实验动物[101]
	氟化物	影响MMP-20功能的[102]形成过度矿化的屏障，阻碍蛋白质的吸收和矿物质离子的扩散[45]	强	人体研究[103]，实验动物[104]
	抗生素	不清楚	弱，不清楚	临床报告[105]，实验动物[106]
	Dioxin	中止牙齿发育（？）	弱，不清楚	实验研究[107]

续表

类型	病因	机制	证据等级	研究
生物	感染	巨细胞病毒感染	强	临床报告[108]，实验动物[109]
	哮喘和支气管炎	不清楚	弱	临床报告[110]
	耳炎	不清楚	弱	临床报告[105]
	严重低钙血症	影响分泌期和成熟期的成釉细胞功能及矿化	强	实验动物[111-112]
全身状况	低磷血症性佝偻病	矿化缺陷	强	临床报告综述[113]
	腹腔疾病	营养作用（？）麦胶蛋白抗体与釉质蛋白的交叉反应[114]	在调查研究中	临床报告的系统评价[115] 实验研究[67]
	重复输血	水电解不平衡	强	临床报告[116]
	维生素D缺乏症	矿化缺陷	强	临床报告[117]
遗传	基因突变	影响蛋白质或细胞功能以及蛋白质的数量或质量	强	参考文献见表7.2

7.3 遗传性釉质发育不全

7.3.1 定义和诊断

遗传性釉质发育不全（AI）是一组釉质发育缺损为特征的具有异质性群组表现的遗传疾病。它可以影响乳恒牙列的所有（或几乎所有）牙齿。在负责编码表达最多的釉质基质蛋白——釉原蛋白（AMEL-X）和釉蛋白（ENAM）的两个基因中，发现了第一个导致AI的基因突变[23-24]。之后又有研究发现加工酶KLK-4[25]和MMP-20[26]也发生了突变。多年以来的研究集中于这些基因，将它们作为AI候选的基因，但并未能发现其分子病因，这表明除了釉质基质蛋白和蛋白酶之外，还存在其他未知的重要蛋白质[27-29]。过去遗传性釉质发育不全被定义为一种没有其他结构参与的独立疾病（Condition），这是由于釉质形成被认为是哺乳动物独有的生物矿化过程。但在这之后，随着新的分子学研究、新技术的出现，人们认识到在釉质形成过程中存在必不可少的其他蛋白，其他的基因突变也被发现（表7.2）。尽管釉质的生物矿化过程具有独特性，但同样涉及多种蛋白质的不同作用，这些蛋白质既可以作为转录因子或在囊泡转运、pH控制中发挥作用，同样也可以在细胞-细胞间的交互中发挥作用（细胞间的交互在人体其他上皮细胞中也有体现）。目前，AI被定义为一种广泛的以釉质缺损为特征的遗传疾病。它可以影响乳恒牙列中的一组或所有牙齿，可以是一种孤立的疾病或是某些综合征和全身系统性疾病的特征[30-32]。包括单基因缺陷、染色体微缺失或染色体缺陷。

表7.2 文献中报告的具有明确分子病因的孤立型和综合型AI

分型	位点	基因	蛋白质功能	表型	遗传	OMIM/[参考]
孤立型 AI	Xp22.2	AMEL-X	有机基质蛋白质	形成不全型AI	X显性	301200
	4p13.3	ENAM	有机基质蛋白质	形成不全型AI	AD/AR	104500、204650
	8q24.3	FAM83H	预测在釉质矿化中有作用	钙化不全型AI	AD	130900
	19q13.41	KLK-4	蛋白酶	成熟不全型AI	AR	204700
	11q22.2	MMP-20	蛋白酶	成熟不全型AI	AR	612529
	15q21.3	WDR72	内吞囊泡之间交换?	成熟不全型AI	AR	613211

续表

分型	位点	基因	蛋白质功能	表型	遗传	OMIM/[参考]
	4q21.1	C4orf26	预测在釉质矿化中有作用	成熟不全型AI	AR	614832
	2q24.2	ITGB6	细胞表面糖蛋白	形成不全型AI	AR	616221
	14q32.12	SLC24A4	钾依赖性钠钙交换剂	形成不全型AI	AR	615887
孤立型	10q24.3–25.1	COL17A1	半桥粒钠钙交换体组成部分	形成不全型AI	AD	[118]
AI	18q11.2	LAMA3	基底膜组成部分	形成不全型AI	AD	[118]
	1q32.2	LAMB3	基底膜组成部分	形成不全型AI	AD	104530
	4q13.3	AMBN	有机基质蛋白	形成不全型AI	AR	616270
	14q32.11	GPR68	G蛋白偶联受体	成熟不全型AI	AR	[119]
	10q24.3–25.1	COL17A1	半桥粒成分	形成不全型AI/交界型大疱性表皮松解症	AR/AD	226650
	17q21.33	DLX3	转录因子	成熟不全型–形成不全型AI伴牛牙症	AD	104510
				钙化不全型–形成不全型AI/毛发–牙–骨综合征		190320
	2q11.2	CNNM4	预测将在金属离子转运和体内平衡中发挥作用	矿化不全型–形成不全型AI/Jalili综合征	AR	217080
	17q24.2	FAM20A	预测会在矿化过程中发挥作用	形成不全型AI/釉质肾综合征	AR	204690
	16p13.3	ROGD1	亮氨酸–拉链蛋白	形成不全型或钙化不全型AI/Kohlschütter–Tönz综合征	AR	226750
	7p22.3	FAM20C	预测会在矿化过程中发挥作用	形成不全型AI/Raine综合征	AR	229775
	18q11.2	LAMA3	基底膜组成部分	形成不全型AI/交界型大疱性表皮松解症	AR/AD	226700
综合型 AI	1q32.2	LAMB3	基底膜组成部分	形成不全型AI/交界型大疱性表皮松解症	AR/AD	226700、226650
	17q25.1	ITGB4	细胞表面糖蛋白	形成不全型AI/交界型大疱性表皮松解症	AR/AD	226650、226730
	3q28	CLDN16	紧密连接蛋白	成熟不全型AI/肾性低镁血症	AR	248250
	1p34.2	CLDN19	紧密连接蛋白	形成不全型或成熟不全型AI/肾性低镁血症伴眼部受累	AR	148290
	7q21.2	PEX1	导入过氧化物酶体基质蛋白所需	形成不全型AI/Heimler综合征–1	AR	234580
	6p21.1	PEX6	导入过氧化物酶体基质蛋白所需	形成不全型AI/Heimler综合征–2	AR	616617
	11q13.1	LTBP3	调节TGF–β的生物利用度	形成不全型AI/扁椎骨	AR	601216
	11p15.4	STIM1	钙离子传感器	形成不全型AI/IMD 10	AR	612783

根据不同研究人群得出的遗传性釉质发育不全患病率为1∶14000到1∶700[33-34]。没有最新的发病率资料[33-34]。常染色体显性、常染色体隐性、X连锁和散发性遗传模式在独立型遗传性釉质发育不全或综合型遗传性釉质发育不全中均有报告（表7.2列出了在人类中报告的所有遗传性釉质发育不全病例，其中确定了分子缺陷的原因）。

实际上，在釉质成熟过程中有300多个基因被表达，但其功能尚不清楚[6]。因此，尚存在许多分子病因不明的遗传性釉质发育不全病例。新技术将逐渐有助于了解蛋白质的功能以及进一步扩展对其他突变基因的鉴定。

遗传性釉质发育不全相关的病例通常会观察到如下一些特征，在诊断过程中必须加以考虑：

（1）牙本质敏感。

（2）骨性前牙开𬌗（图7.1d）。

（3）垂直向松动。

（4）牛牙症。

（5）存在未萌出牙齿和乳牙滞留（图7.1e）。

（6）存在自发再吸收牙齿。

（7）矿化不全型病例中釉质和牙本质的相关影像对比。

（8）邻间隙增大（图7.1d）。

能够识别出以下这种具有病理性口腔表型的综合征也很重要。FAM20A变异型患者存在肾钙沉着症（Enamel renal syndrome），经口腔检查即可快速确诊，并且必须转诊接受专门的肾脏评估和随访。这类患者的口腔表现很独特，包括同时涉及乳牙列和恒牙列的弥散型遗传性釉质发育不全、牙齿迟萌、髓石、增生性滤泡、不同程度的牙龈增生和钙化结节。肾钙质沉着症通常无症状，可通过肾超声检查发现[35]。图7.1e显示了因FAM20A突变导致遗传性釉质发育不全的患者的临床表型。

7.3.2　分类

起初，遗传性釉质发育不全采取的分类是基于釉质表型，简单地分为形成不全型或矿化不全型两种，直到20世纪70年代前，研究者始终关注的是釉质的临床表现。后来，考虑到遗传性釉质发育不全是一种遗传性疾病，一些学者提出将临床表现与遗传方式关联起来，但对疾病的描述仍不足以形容疾病的特征，原因在于遗传性釉质发育不全对同一家庭的患者影响不同，对同一患者的牙齿影响也不同。1995年，Aldred和Crawford提出，为了更好地说明疾病病因，遗传性釉质发育不全分类应包括分子缺陷及其生化结果[30]。目前，AI分类包括了患者釉质缺损的主要临床表现类型，其次包括遗传位点和遗传方式（表7.2）。

孤立型遗传性釉质发育不全仅影响釉质，综合型遗传性釉质发育不全与视锥-视杆营养不良、听力损失、皮肤疾病、"卷发"和骨硬化、扁椎骨（Platyspondyly）、肾钙沉着症以及家族性低镁血症和高钙血症有关。表7.2列出了已报道的所有孤立型和综合型遗传性釉质发育不全，包括遗传位点、受影响的基因、蛋白质功能、主要表型和遗传方式。

7.3.3　治疗

那些存在牙齿变色、牙齿敏感、易磨损、易磨耗、美观差和功能受限等问题的病例，最难制订治疗计划。除了修复需求，有时还需要给予患者情感支持。心理方面的影响经常见诸报道[36]。所有病例均适合"预防大于干预治疗"这一原则。目前尚无治疗儿童和青少年遗传性釉质发育不全的确切临床指南[37]。不过，早期诊断可以带来更好的效果。遗传性釉质发育不全类型对修复体的使用寿命有可能有影响。由于釉质质量和硬度较低，成熟不全型/钙化不全型的修复体寿命比釉质发育不全型的短。在酸蚀后，使用次氯酸钠凝胶或木瓜蛋白酶凝胶对矿化程度低的牙齿进行脱蛋白处理，粘接效果似乎更佳[38]。另有一些研究建议，为了增强修复结果，应去除所有有缺陷的釉质[39]。

恒牙列萌出期是一个艰难的时间段。在某些遗传性釉质发育不全类型中，第一磨牙和中切牙表现出严重的牙齿敏感，在萌出时会伴随釉质崩解。即使牙冠尚未完全萌出，在萌出前进行修复操作也是有必要的。这种治疗通常需要局部麻醉。决定是否进行牙体预备以及是否保留受影响的釉质并不容易。儿童期的治疗一般都为临时修复，因此，首选粘接类材料和直接修复。有时，必须使用不锈钢冠和间接或半直接复合冠来保护乳磨牙。全冠和贴面在成人中效果很好，广为患者所接受[40-41]。

当存在错𬌗畸形、前牙开𬌗和垂直距离丧失时，采用多学科合作的方法对患者进行口腔护理非常重要。我们必须始终考虑到心理的影响。尽管全冠修复治疗听起来对临床医生来说是有创（Invasive）的，但可能对患者来说它是最好的解决方案。对青春期和青年阶段的患者进行美观修复和维持功能平稳非常重要，可避免出现社交窘迫（Embarrassment）、垂直距离丧失、进食困难和疼痛。

7.4　氟牙症

7.4.1　定义和诊断

氟牙症是一种发育性釉质缺损，由乳牙列和恒牙列在釉质形成过程中慢性摄入过多氟化物所致[42]。从宏观表现上看，受累釉质可呈现出白垩色条纹和弥漫性斑块，或者颜色可能改变。大部分严重病例，釉质可能会表现为小坑状，这是因为牙齿萌出时易脆的釉质区域发生了釉质丧失。图7.1f，g显示的是两例氟牙症病例。

氟牙症的病因机制尚不明确。一些学者指出，如果在釉质形成过程中氟化物含量过高，MMP-20的活性会受到损害，从而减少了釉原蛋白的降解过程[43-44]。最近，有学者提出氟化物含量过高会诱发高矿化条线形成。这些高矿化条线可形成屏障，阻止了蛋白质的再吸收和矿物离子向表层下层（Subsurface layers）扩散，从而延缓了生物矿化过程并导致了釉基质蛋白的潴留[45]。根据这些假设，氟牙症的釉质具有含氟量较高的条带，由于氟磷灰石比羟基磷灰石更耐酸，使其微硬度较高。另外，氟牙症釉质内也存在低矿化带，其表层下有很多孔隙[42]。已有体外研究就较高的氟含量是否会保护釉质免于脱矿进行了研究，但是关于氟牙症的抗龋性并没有一致意见[46-48]。目前看来，在轻度、中度氟牙症中，釉质对龋的抵抗力更强，在严重病例中，釉质的微硬度更低，对龋的抵抗力也更低[46-47,49]。

氟化物对釉质形成的影响是逐渐累积的，不存在特定的阈值剂量。氟牙症的形成取决于所有来源的氟的总摄入量和持续接触时间。全球至少有25个国家将氟牙症作为地方性疾病。公共饮水氟化或未氟化区域都曾报道过氟牙症的高发生率，原因在于地下水和天然水中的氟超标。

公共饮水氟化始于20世纪50年代至20世纪70年代。此公卫干预措施的目的在于达到最大的预防龋齿的效果，同时避免在人群中产生氟牙症或使氟牙症的程度居于可接受的程度。产生预防作用的最佳剂量是饮用水中的氟离子为0.7mg/L（0.7ppm F），为了避免氟牙症，水中氟含量的最大剂量应低于1.0mg/L

（1.0ppm F）。结果正如措施的预期目标，公共饮水氟化的结果是龋齿减少，发病率降低，氟牙症程度也较低[50]。然而，随着时间的推移，其他氟化物（例如，片剂、滴剂、含氟牙膏和漱口水）的引入改变了每天摄入氟的剂量。因此，预防龋齿所能接受的最大剂量与无氟牙症或者氟牙症程度可接受之间的研究就成为一个值得关注的问题，并且水氟化区域氟牙症的患病率有所增加。排除所有外部因素后，儿童摄入含氟牙膏似乎是恒牙列氟牙症的主要原因[51]。

氟摄入剂量较高时，除了引起氟牙症，还有可能发生氟骨症。尽管氟对人体的某些代谢功能至关重要，但有关最低营养需求剂量以及产生氟牙症所需的最低剂量并无确切数据。此外，生活在同一社区或具有相同氟暴露环境的个体之间其易感模式也不同。实际上，有一些证据表明靶基因的遗传多态性之间存在关联。因此，氟中毒的易感性可以根据个体的遗传背景发生增减变化[52]。

7.4.2　分类

关于氟牙症有两个广泛使用的指标：Dean指数、TF指数（未显示）。两种分类均有使用，但都存在局限性。它们都没有明确区分氟牙症引起的缺陷和其他因素引起的缺陷。此外，某些诊断类别之间的差异还不明确（图7.1f，g）。

7.4.3　治疗

氟牙症釉质的治疗方式取决于牙齿的严重程度和患者的主诉。可采用多种技术手段，包括诊所内漂白、家庭漂白、釉质微研磨、渗透树脂、微创复合修复或不同技术的结合[53]。

7.5　磨牙切牙矿化不全

7.5.1　定义和诊断

磨牙切牙矿化不全（MIH）是指一种全身系统性原因引起的疾病，具体病因尚不清楚，受累牙齿包括一颗或多颗第一恒磨牙，恒切牙可能受累或不受累[54]。有时也会在第二乳磨牙（Hypomineralised second primary molars，HSPM）上发现类似表现，成为泡影[55]，已有报道指出HSPM和MIH之间的联系[56]。文献显示，MIH是釉质发育过程中矿化晚期成釉细胞功能紊乱导致的结果，表现为釉质的质性缺损（Qualitative enamel defect）[57]。

MIH特征表现包括不对称且界限分明的不透明斑块。临床上，此类缺陷可表现为白色、淡黄色或棕色。釉质的低矿化特性可能会导致患牙随着时间的推移发生萌出后釉质崩解（PEB），萌出后釉质崩解在第一恒磨牙中比在切牙中更常见[58]。于是在受MIH影响的牙齿中经常看到龋快速进展、非典型修复体或拔牙[59]。此外，一项系统评价报告称，MIH被认为是龋风险因素[60]。

欧洲儿童牙科联合会（EAPD）针对MIH的诊断提出了一个可用于流行病学研究的标准[59]。根据这一诊断方法，应在8岁的儿童中刷牙后湿润状态下检查患牙。应对每颗牙齿都进行检查：是否存在明显的局限性不透明斑块、萌出后釉质崩解、非典型修复、MIH引起的拔牙以及磨牙或切牙萌出失败（表7.3）。图7.2说明了不同类型的MIH缺损。

缺陷按严重程度可分为轻度、中度或重度。而萌出后釉质崩解可分为中度（只涉及釉质）或重度（已涉及牙本质）。轻度缺陷指的是界限清晰的不透明斑块，无萌出后釉质崩解。一旦观察到严重程度随时间而变化，严重程度的分类就显得尤为重要[61]。此外，研究表明在年龄较大的儿童中更常观察到严重的缺陷，如萌出后釉质崩解[62]。图7.3显示了不同MIH严重程度的病例。在世界不同地区已经发表了多项关于MIH流行的研究，报道的差异较大，为2.8% ~ 40.2%[63-64]。最近一项系统评价预估，全球范围内的MIH患病率为14.2%，南美洲（18.0%）和西班牙（21.1%）等一些地区的患病率最高[65]。这种差异可能与所研究人群之间的差异有关，但也可能是由于不同的研究方案、校准方法、样本量和受试者人数。为达到进行不同背景人群对比研究的目的，需要采用标准化方法。

表7.3　欧洲儿童牙科联合会推荐的MIH特征标准

MIH特征	描述
局限性不透明斑块	釉质半透明性的变化。釉质厚度正常，不透明斑块颜色从白色到棕色不等
萌出后釉质崩解	萌出后，牙齿会出现釉质缺失，这通常与先前局限性不透明斑块有关
非典型修复	MIH修复通常涉及颊和腭的光滑表面；通常在修复的边缘检测到局限性不透明斑块
MIH导致的拔牙	第一恒磨牙缺失应与牙列中的其他牙齿相关

图7.2　从局限性不透明斑块到萌出后釉质崩解暴露牙本质，不同类型的MIH缺损

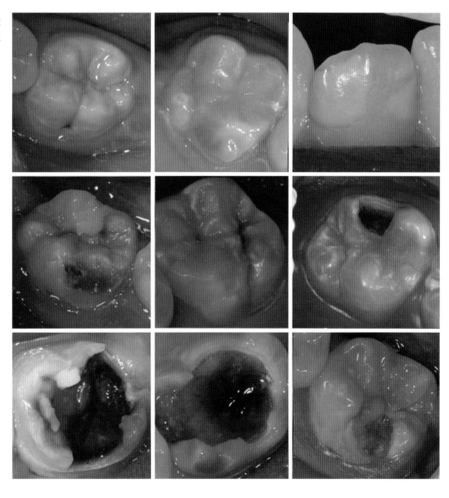

图7.3 不同程度的MIH缺损：（a）轻度；（b）中度；（c）重度

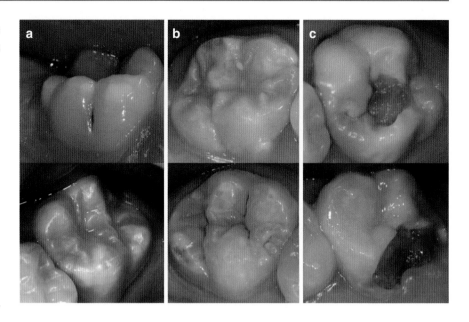

7.5.2 病因

自20世纪80年代起就已有关于恒牙矿化不全的描述[66]。在2001年，提出了磨牙切牙矿化不全（MIH）这个概念，用于描述由于全身系统性因素[67]在釉质的形成阶段，特别是在矿化过程中[68]，对釉质产生影响的一种临床疾病。

文献显示，MIH的病因为多因素[69]，同时涉及遗传因素和环境因素[70]。考虑到釉质形成过程受遗传控制，有研究发现了与釉质形成相关的不同基因变异和MIH之间的关联[71]。不过，尚需要进一步的研究来确证这种关联。

由于成釉细胞是非常敏感的细胞[72]，产前、围产期或出生后早期的疾病是可能与MIH形成相关的因素。但其全身因素尚不清楚[69]。关于产前致病因素，有几项研究调查了孕妇妊娠期间吸烟及药物治疗，均未发现这些变量与MIH之间的关联[73-74]。

关于围产期暴露，一项系统评价显示，几乎没有证据表明MIH与早产、出生体重低、剖宫产以及出生并发症之间有关系[69]。

儿童疾病也被研究过，它似乎是唯一与MIH相关的因素[69]。多种儿童疾病可能是导致MIH发生的原因，包括发热、水痘、呼吸道疾病、耳部感染、一般儿童疾病等[61,69]。

由于MIH病因学多因素的情况，为了确定与该疾病相关的主要原因，需要考虑进一步开展多种生物学因素的前瞻性研究。

7.5.3 治疗

磨牙切牙矿化不全是一个重要的临床问题[59]，过去几年中，在儿童口腔领域受到了广泛关注[75]。MIH的治疗难点在于随时间推移，会发生萌出后釉质崩解。据报道，轻度MIH的牙齿可能在短时间内发生恶化，不同的因素都有可能导致萌出后釉质崩解的发生[62,76]。

萌出后釉质崩解发生的原因可能在于MIH患牙的矿物质缺乏[77]。据报道，与未被累及的釉质相比，被累及釉质碳含量更高。此外，受累患牙矿物质成分在数量和质量上均存在不足[77]。因此，经常能观察到萌出后釉质崩解，牙本质层暴露。

关于不透明斑块的颜色，据报告，黄色或棕色病损的孔隙比白色病损更多，且发展为萌出后釉质崩解的可能性更高[62]。此外，多项研究表明，黄色/棕色不透明斑块呈现的矿物密度和釉质硬度值低于白色病损[78-80]。由于这种釉质特征，MIH患牙往往对温度和刷牙敏感，导致口腔卫生变差以及龋齿的产生[81]。

此外，儿童MIH的治疗需要准确理解这些因素以及治疗的含义[81]。总的来说，一旦釉质崩解发生，受MIH影响的牙齿需要从预防到修复或拔牙的系统治疗，使临床管理更具挑战性[82]。

临床症状不明显的牙髓炎症导致的超敏反应和局部镇痛效果不尽如人意，使MIH患牙的治疗受到额外的阻碍[83]。此外，由于修复经常失败，患者往往要接受多次治疗。因此，诊断为MIH的儿童可能会出现与口腔治疗相关的行为问题和恐惧情绪[84]。有一项研究报告指出，MIH儿童在9岁时，接受治疗的频率是正常儿童的10倍[85]。

关于MIH治疗，随着患牙逐渐发展到更严重的阶段，牙齿缺陷的临床管理已成为临床医生面临的一大挑战，尤其是那些面对患儿的医生。一般来说，需要建议根据缺陷的严重程度、患牙表现的症状以及患者的年龄制订治疗方案[86]。

William等（2006）[87]提出了一种协助临床治疗MIH受累牙齿的方案，如下所示：

（1）风险确认。

（2）早期诊断。

（3）再矿化和脱敏。

（4）预防龋齿和萌出后釉质崩解。

（5）修复和拔牙。

（6）间隙保持。

有文献提出了另一种准则：根据缺损类型的不同（轻度或重度）采用不同的治疗方法[86]。对于轻度缺损（包括不透明斑块但无萌出后釉质崩解），建议行窝沟封闭、树脂充填、微打磨和前牙牙齿漂白。已经发生了萌出后釉质崩解等的严重病例，学者建议行玻璃离子或树脂充填、不锈钢冠修复、拔牙后再进行正畸治疗[86]。表7.4总结了釉质矿化不全牙齿的不同治疗方式。

表7.4　MIH患牙的治疗方式和材料（修订自：Garg[120]）

治疗方式	材料
预防疗法	局部涂氟
	脱敏牙膏
	使用玻璃离子水门汀封闭剂
直接修复	银汞合金——不建议使用
	GIC修复术——中期或最终干预
	复合树脂材料——建议用于去除所有缺陷釉质，以提高黏附率
全覆盖修复	不锈钢预成冠——可阻止牙齿进一步龋损，且制备和戴入所需时间短
	缺点：会额外磨损健康的牙体组织
拔牙和正畸治疗	需要拔牙——严重的矿化不足、敏感或疼痛以及难以进行修复程序的多个面大范围病损[a]

[a] 从拔牙间隙的自发关闭角度考虑，第一恒磨牙拔除的理想年龄为8.5~9岁

关于修复过程，可采用复合树脂材料和玻璃离子等材料。由于低矿化釉质的组织学和化学特征，这

些牙齿的粘接过程会受到影响[88]。在进行树脂材料充填之前，建议去除所有的受累牙体组织，以提高粘接的成功率[89]。但是，进行这一步骤时应小心谨慎，因为需要修复干预的患者大多数平均年龄在10岁以上。

基于以上这些顾虑，建议使用玻璃离子水门汀（GIC）治疗矿化不全的牙齿。GIC有助于矿化过程，并且由于有氟化物的释放，可保护牙齿表面免于龋病发展，降低牙齿敏感。此外，由于GIC呈现出与牙齿结构相似的热膨胀系数，可将其作为修复MIH患牙的一种选择[90]。但另一方面，与树脂复合材料相比，GIC的力学性能较低，这可能会导致GIC修复体的存留期缩短[90]。因此，一些学者报告说，应只使用GIC作为暂时的干预措施[80]。而另一些学者则指出，应将其作为最终的修复材料，尤其是在高黏度玻璃离子出现后[90]。图7.4显示的即为使用高黏度玻璃离子修复MIH。

对于缺陷范围广，影响到牙尖且有龋损的第一恒磨牙，应使用不锈钢冠进行治疗[91]。其缺点是需要在邻面进行备牙，这会导致健康牙组织的额外磨损[89]。在某些情况下，最好采用侵入性较小的治疗，如GIC修复，以便延缓治疗，直至儿童行为表现足够成熟能够配合更复杂的修复治疗[92]。最后，对于最严重的病例，应考虑拔牙。可将其作为避免反复再充填的一种选择，因为在某些情况下，反复充填可能会导致牙齿形成恶循环[93]。拔牙必须考虑到儿童年龄、第二恒磨牙的萌出阶段和第三恒磨牙牙胚是否存在[93]。需要强调的是，所有治疗都应该基于多学科讨论，如果拔牙间隙未发生自发性闭合，则应考虑正畸干预。

由于对MIH患牙的治疗存在很大的差异，我们发现目前还没有明确的方案可以指导临床医生处理该疾病。因此，必须进行随机临床试验，对不同的技术和材料进行检验，以协助临床医生治疗这种严重影响患者生活质量的疾病。

图7.4　高黏度玻璃离子水门汀修复的MIH患牙。（a）MIH患牙；（b）清洁龋洞；（c，d）用聚丙烯酸擦拭、冲洗、干燥；（e）放置玻璃离子水门汀；（f）检查咬合接触点；（g，h）光滑平整及光照；（i）修复完成

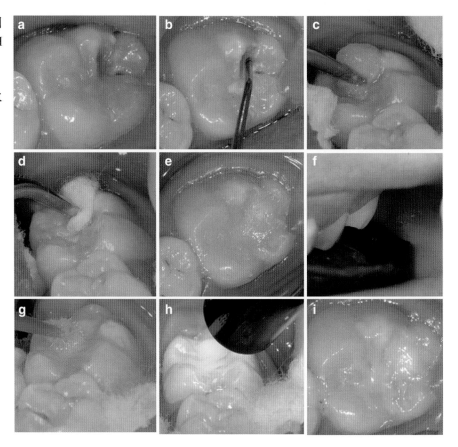

7.6　鉴别诊断

对釉质发育缺损进行鉴别诊断，对避免误诊和辅助给出最佳治疗管理方案很重要，最佳治疗管理方案不仅需要给出适当的治疗计划，也要有效避免并发症[94]。当确切诊断尚未明确时，先简单归类为釉质发育缺损（DDE）较为可取。表7.5列出了用于区分遗传性釉质发育不全、氟牙症、MIH/HSPM和特发性釉质发育缺损的一些关键词。为了将氟牙症与其他釉质发育缺损区分，必须通过详细的问诊调查儿童时期所有可能影响全身健康的重要事件或者任何氟摄入过量的情况。釉质缺损的位置反映了这类事件发生的时间，不过，病损的严重程度通常并不能反映干扰因素的量和强度。如前所述，这与个体的易感性有关。鉴别诊断的内容还必须涵盖由佝偻病、腹腔疾病、抗白血病治疗引起的釉质发育缺损和特发性釉质发育缺损。

表7.5　氟牙症、AI、散发性DDE与MIH的鉴别诊断

	氟牙症	AI	散发性DDE	MIH/HSPM
病因	慢性氟摄入过量或环境暴露遗传易感性？	影响相关蛋白功能或数量的基因序列变异	釉质形成过程中暴露于任何干扰因素遗传易感性？	暴露于影响釉质矿化的系统/环境因素遗传易感性？
机制	在分泌期和成熟期形成低矿化和高矿化层（屏障）	畸形或缺失蛋白影响分泌期和/或成熟期的成釉发育	分泌期和/或成熟期的釉质形成过程	成熟期的釉质形成障碍
表型	影响类似牙齿的弥漫性或线状不透明斑块	釉质发育不全，局限和/或弥漫性不透明斑块	釉质发育不全，局限性和/或弥漫性不透明斑块	前牙和恒磨牙中界限不清的乳白色，可能伴有第二乳磨牙和尖牙不透明斑块
基因型	遗传易感性？证据不充分[57]	描述了几种基因突变（表7.2）	遗传易感性？没有证据	基因研究显示了一些联系，但没有科学证据

对MIH和氟牙症进行比较会发现，氟牙症患者中几乎乳恒牙列中均表现为弥散且对称的不透明斑块，而MIH患者则只有恒切牙和恒磨牙中表现为局限的不透明白斑。有时，第二乳磨牙和乳尖牙也会受累。这两种情况的主要区别在于不透明性白斑的具体特征。在氟牙症和MIH病例中，均可能出现萌出后釉质崩解，应该把这种釉质崩解与釉质发育不全造成的崩解相鉴别。发育不全的釉质的边界通常是规则的、光滑的，而矿化不全的釉质则表现为尖锐的、边界不规则的，这种尖锐和不规则与之后出现的萌出后釉质崩解有关[94]。无论是在氟牙症还是MIH，其釉质发育缺损都属于矿化不全。

最后，遗传性釉质发育不全和MIH的诊断很容易混淆，尤其是在重度氟牙症和重度MIH病例时。需要强调的是，遗传性釉质发育不全中，所有恒牙和乳牙都会受累，同时表现为广泛受累。家族史也可能揭示出一些额外的诊断信息，或可能存在其他疾病（例如，牛牙症及其他系统性疾病）[95]。

7.7　思考

釉质发育缺损在乳牙列和恒牙列中都很常见。为了对这部分患者制订恰当的治疗计划，并对家长和患者进行相应指导，临床医生非常有必要学习釉质发育缺损（DDE）的病因及其临床特征。

（关孟莹　译　王娇娇　审校）

窝沟封闭
Dental Sealants

第8章

Soraya Coelho Leal，Kelly M. S. Moreira，
Jomsé Carlos P. Imparato

8.1 引言

未治疗的恒牙牙本质龋是影响当前全球人口10%以上的8种慢性疾病之一[1]。而且，据估计每100名接受随访的受试者中，每年还会继续新增27个恒牙龋损[2]。这些数据提示我们，应该继续加大力度，将龋病控制在尚未发展的阶段，因为口腔医生无法为数十亿的龋洞进行一一修复。这本身已经是一个严重的问题，但更严重的是，洞型龋损需要的治疗本身也可能会成为影响儿童和成人生活质量的一个因素[3-4]。

与全球疾病负担研究（Global burden of disease study）[2]中的结果不同，龋病是一种可预防的疾病。龋病的定义已随着时间发生了改变：从一种传染性和传播性疾病[5]转变成发生在生物膜中的产酸细菌与可发酵碳水化合物之间的复杂的交互作用[6-7]。这种交互作用与时间长短有关，并且受到例如牙齿类型和患者行为等因素的调节，可导致口腔生物膜界面上的脱矿–再矿化平衡机制的失衡，该失衡过程在临床上可能有表现，也有可能无法检测出来。龋病的多因素病因也解释了为什么实践中其预防效果并不显著——虽然理论上来说，可以通过简单的预防措施和行为改变来实现。

在易感性方面，众所周知，第一恒磨牙的𬌗面是最容易患龋的牙面，其次是第二恒磨牙的𬌗面[8]。在牙齿萌出期间尤为易感，因为此时牙齿尚未建𬌗以及口腔机械咀嚼功能有限等，均促进了生物膜在窝/沟部位的聚集，使龋病更容易发生[9]。因此，建议采取无创预防措施（氟保护漆）和微创方法（窝沟封闭），以阻止龋病发生或阻止活跃的非洞型龋损的继续发展[10]。

S. C. Leal (✉)
Department of Pediatric Dentistry, Faculty of Health Science, University of Brasilia,
Brasilia, Brazil
K. M. S. Moreira
Department of Pediatric Dentistry, Piracicaba Dental School, State University of Campinas,
Piracicaba, Brazil
J. C. P. Imparato
Orthodontics and Pediatric Dentistry Department, Dental School, University of São Paulo,
São Paulo, Brazil

© Springer International Publishing AG, part of Springer Nature 2019
S. C. Leal, E. M. Takeshita (eds.), *Pediatric Restorative Dentistry*,
https://doi.org/10.1007/978-3-319-93426-6_8

8.2　窝沟封闭

将窝沟封闭剂放置于牙齿表面作为窝沟中的微生物和口腔内营养物质之间的物理屏障,通过避免生物膜的形成,进而避免釉质发生脱矿。

8.2.1　适应证

窝沟封闭最初用于预防𬌗面的龋损,即预防性窝沟封闭。此后,它的用途发生了延伸,用于控制釉质龋和外层牙本质龋的进展,即治疗性窝沟封闭[11]。这种策略符合"微创牙科"的理念,即充分保留健全和可再矿化的牙齿结构[12]。

8.2.2　预防性窝沟封闭

如第1章所述,任何治疗计划的决定都应结合患者的状况(生活方式)和详细的口腔检查,窝沟封闭同理。对于无患龋史、无龋病活跃性迹象且依从性良好的患者,进行窝沟封闭无疑是不必要的。预防性窝沟封闭剂的适应证应仅限于如图8.1所示的高龋风险儿童/青少年的恒牙这种特殊的情况[11]。

8.2.3　治疗性窝沟封闭

目前针对釉质龋以及牙本质外1/3或1/2的龋损,存在不同的预防策略,包括无创治疗(例如,氟保护漆)和微创处理(治疗性窝沟封闭也属于此类)[13]。需要重点强调的是,术语"微创"是指在放置窝沟封闭剂之前使用酸(磷酸或聚丙烯酸),不是指使用车针。然而,许多临床医生认为非手术治疗此类病变效果有限。一项对参加某口腔会议的美国口腔医生进行的调查表明,在163名口腔医生中,有44%的医生认为用窝沟封闭剂材料"封闭龋损的可能性"是最大的担忧[14]。

这种担忧很可能是由于相当多的口腔医生仍然认为不应将细菌留在口腔材料(无论封闭剂还是修复体)之下。这种猜测被一项研究证实。据美国牙科协会的建议,非洞型龋损可以用窝沟封闭剂进行治疗,但该研究指出,口腔医生在接诊这类病例后发现这种治疗方法很难实施。口腔医生认为效果有限的原因之一是,他们的临床经验表明窝沟封闭剂下的龋病会继续进展[15]。然而,从1970年代开始的研究已经表明,封闭后恒牙的窝沟点隙中存活的微生物数量大大减少,且未观察到龋病进展[16-17],这表明我们的确可以采用更保守的方法来控制龋病进展。

最近,临床研究和影像学研究表明,通过封闭点隙裂沟可以阻止𬌗面非洞型牙本质龋的进展[18-19]。此外,与选择性去除龋损组织后进行复合树脂充填相比,窝沟封闭在控制乳磨牙𬌗面洞型龋

图8.1　新萌出的第一恒磨牙在口腔中没有龋损迹象,但乳磨牙完全龋损(这些牙齿的治疗计划为拔除)。在本病例中,与已患龋的乳磨牙不同,第一恒磨牙的高龋风险,因此建议进行预防性窝沟封闭

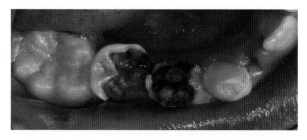

损（累及牙本质外1/2）进展方面具有类似的作用[20]。但是，对这些牙齿进行密切监测仍然是非常重要的。一项系统评价表明，与侵入性治疗（例如，"预防性"树脂/窝沟封闭剂充填）相比，窝沟封闭意味着更多的再次治疗（重新封闭𬌗面）。但值得一提的是，由于两种治疗方法似乎都适用于治疗恒牙浅至中等深度窝沟龋[13]，因此与侵入性治疗相比，窝沟封闭（微创牙科治疗）的创伤小，操作速度快且能更及时进行干预。

下面介绍的病例是使用窝沟封闭剂控制釉质龋（图8.2）和非洞型牙本质龋（图8.3）进展的示例。

图8.2 （a）第一恒磨牙𬌗面和舌面的活跃釉质龋；（b）放置树脂基质窝沟封闭剂后最终的𬌗面外形

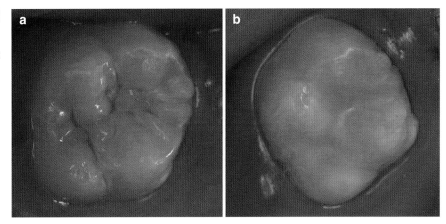

图8.3 （a）第二乳磨牙内部龋齿发生牙体变色；（b）X线影像显示病变位于牙本质外层；（c）使用树脂改良性玻璃离子封闭之后的最终外观

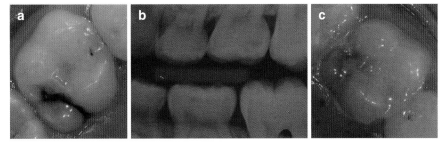

8.2.4 材料

用作窝沟封闭剂的主要材料种类包括树脂基质类材料和玻璃离子水门汀（GIC）基质类材料，后者可分为自固化型或光固化型（树脂改良性玻璃离子）。

树脂基质封闭剂按代数来分，最新的是第三代，通过可见光聚合。这里要强调的是树脂基质封闭剂自从问世以来发生了许多变化，具体变化包括引入了双酚A甲基丙烯酸缩水甘油酯（Bis-GMA）和在聚合物基质中添加了单氟磷酸钠（SMFP）作为氟化物储存池。但因为氟离子无法从固化的树脂化合物中扩散出来，所以该氟化物对龋病的控制作用值得怀疑。因此，使用含氟化物的窝沟封闭剂后，唾液和菌斑中氟含量增加无显著性意义也就不足为奇了[21-22]。

玻璃离子水门汀是酸基粘固剂，由弱聚合酸与具有基本特性的玻璃粉反应而成[23]。该材料最重要的优点之一是可以长时间释氟[24]。树脂改良性玻璃离子性能与自固化玻璃离子水门汀相似，但是由于掺入了树脂组分（甲基丙烯酸羟乙酯），其生物相容性明显降低[23]。非创伤性修复治疗（ART）通过指压法将材料压入点隙裂沟[25]，因此自固化高黏度GIC是此类治疗的首选材料。

8.2.5 有效性

通常使用如下两种指标来衡量有效性：留存率和防龋效果。虽然留存率是窝沟封闭成功的一项重要指标，但更重要的指标则应该是其防龋效果。

如果将树脂基质和玻璃离子水门汀基质窝沟封闭剂的留存率进行比较，树脂基质封闭剂明显更高[26]。但是，当比较二者的预防效果时，则未观察到这种差异[26-27]。这很可能与以下事实有关：虽然临床上认为基质封闭剂已完全脱落，但扫描电镜图像显示该材料的残余物仍留存于点隙裂沟的底部，因此起到了预防龋齿的作用[28]。

对于树脂基质封闭剂，已有各种尝试对其留存率进行改进。有人提出，在树脂基质封闭剂下方使用粘接体系可提升其留存率及有效性。最近一项为了验证这一假设的系统评价表明，在使用树脂基质材料之前使用粘接体系能确实能显著提高窝沟封闭剂的留存率[29]。此外，与自酸蚀粘接系统相比，酸蚀–冲洗粘接系统更为可靠[29-30]。然而，也有人质疑窝沟封闭剂的留存是否能作为预测龋病发生的有效指标。根据对系统评价的分析显示，通过树脂基质封闭剂的留存或脱落来预测龋病的表现并不比随机猜测更准确[31]。

8.2.6 涂布封闭剂的技术

放置窝沟封闭剂的具体技术取决于所使用的材料。图8.4总结了不同类型的材料（树脂基质封闭剂或玻璃离子封闭剂）放置时的技术和顺序。

总体而言，由于树脂基质和玻璃离子水门汀封闭剂具有相似的防龋效果[26-27]，因此两种材料均可使用。但是，应重点考虑到隔湿的条件。众所周知，树脂类材料对湿度非常敏感，因此，建议在橡皮障下使用，不过没有证据表明，与使用棉卷隔湿相比，橡皮障隔湿可以提高树脂基质封闭剂的留存率[32]。但在难以隔湿的情况下（图8.5），例如在刚萌出的磨牙中，玻璃离子水门汀材料似乎更合适。一项随机临床试验的结果显示，在24个月的随访期间，使用两种类型的玻璃离子水门汀进行窝沟封闭，预防效果超过98%[33]。

8.3 思考

- 预防性窝沟封闭仅适用于特定情况。
- 治疗性窝沟封闭是控制龋病进展的有效策略。
- 树脂基质类和玻璃离子水门汀基质类的窝沟封闭材料用于封闭点隙窝沟显示出的防龋效果相似。
- 窝沟封闭后的牙齿需要定期监控。

（卢业明　杨馥宁　译　何舒　审校）

图8.4 树脂基质封闭剂（a）、使用粘接系统的树脂基质封闭剂（b）、指压技术放置高黏度玻璃离子的ART封闭剂的详细操作步骤（c）

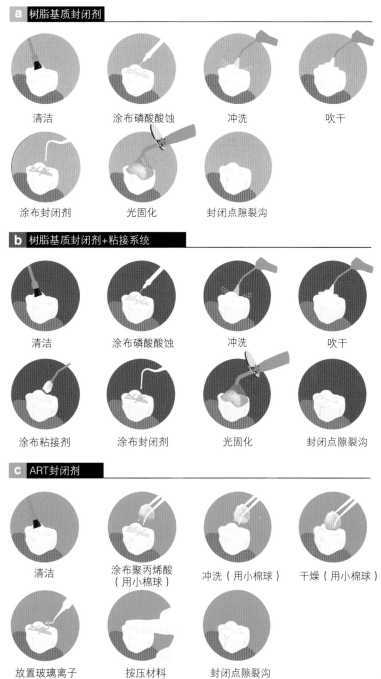

图8.5 （a）由于点隙窝沟较深、生物膜堆积，第一恒磨牙萌出后建议对殆面进行窝沟封闭。可观察到，尽管在拍摄照片前牙齿已经进行了干燥，但是远中殆面还是湿的，因为这个部分被牙龈覆盖，隔湿较难；（b）放置高黏度玻璃离子ART封闭剂（Fuji IX®，GC，America）后。可以观察到所有表面均被封闭，表明GIC对隔湿不那么敏感

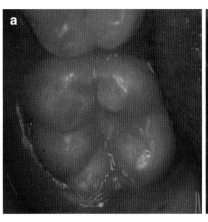
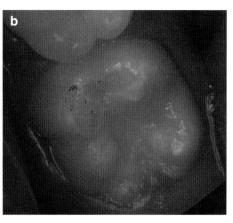

龋病的渗透治疗
Caries Infiltration

第9章

Vera M. Soviero

9.1　引言

全世界在许多国家中龋病仍然很猖獗，无论是乳牙列还是恒牙列都是如此[1]。不过需要指出，在流行病学的调查结果里，邻面龋经常被低估，因为调查时通常没有将临床检查与影像学检查结合起来。加入影像学资料之后，流行病学研究中的乳牙列患龋率显著增高[2-3]。在低患龋率和高患龋率人群中，儿童乳磨牙的早期邻面龋发生率分别为33%～75%不等[3-5]。

即使在低患龋率的人群中，也有1/3的5岁儿童和将近1/2的9岁儿童会从咬合翼片检查中受益，因为仅凭X线影像，调查者就可发现至少一个位于乳磨牙或第一恒磨牙邻面的釉质龋或牙本质龋[4-5]。拍摄X片对早期病变的发现、检测，对于阻止龋病向更严重的阶段发展至关重要，因为发展至后一阶段将不可避免地需要修复治疗，费用也会更昂贵。尤其对于高龋风险人群来说，采用一些更灵敏的筛查早期邻面龋的方法（例如，视诊、探诊，与咬合翼片相结合），配合后续的无创或微创治疗，在经济效益方面卓有成效[6]。

在恒牙龋损数量显著减少的人群中，随时间推移邻面龋的数量下降的幅度要小于殆面龋[7]。一项关于邻面龋发病率的纵向研究显示，大多数患邻面龋的青少年在15岁之前就出现了早期龋损，这表明在牙齿萌出后的4～5年，是邻面龋发生的高风险时期[8-9]。

考虑到牙齿萌出后2～3年内患龋的风险更大，研究认为咬合翼片应该在几个关键年龄点拍摄，如5岁、8～9岁、12～13岁、15～16岁[10]。

过去，针对大多数在X线影像检查时发现的早期邻面龋，医生都会推荐进行侵入性治疗。但是，由于人群能够广泛地接触饮水氟化和/或牙膏中的氟，龋病发展速率降低，因此对在龋洞形成之前可倾向于选择更保守的治疗方法[9]。作为无创治疗和有创治疗之间的一种选择，龋病的渗透治疗可被推荐为用于进展至牙本质外1/3的非洞型邻面龋的微创治疗方法。

V. M. Soviero
Department of Preventive and Community Dentistry, Universidade do Estado
do Rio de Janeiro, Rio de Janeiro, Brazil
Dental School, Faculdade Arthur Sá Earp Neto, Petrópolis, Brazil

© Springer International Publishing AG, part of Springer Nature 2019
S. C. Leal, E. M. Takeshita (eds.), *Pediatric Restorative Dentistry*,
https://doi.org/10.1007/978-3-319-93426-6_9

9.2　邻面龋的发生和进展：了解早期诊断的相关性

邻面龋始发于邻面接触区和龈缘之间，此处易滞留菌斑。位于釉质表面菌斑的代谢作用使釉质表面的pH不断波动，导致釉质表面溶解，在临床上可能发现白斑样改变[11-12]。最初的邻面龋呈肾状外观，临床上可发现不透明白斑在牙齿的颊舌面沿龈缘延伸。由于矿物质沿釉柱方向溶解，在咬合翼片上很容易观察到呈三角形的邻面病变[12]。

病损体部区位于相对完整的表层区（厚度范围为20～50μm）以下，其孔隙更多，这是由于病损体部的矿物质流失更显著。有研究者认为，釉质表层作为一个屏障，阻止了表层下方对矿物质的吸收[11-12]。随着龋病的进展，釉质变得更加多孔，渗透性也更强[13]。以牙本质小管硬化为主的牙本质反应，在病变到达釉牙本质界（EDJ）前就已发生。在组织学上，一旦釉质病变到达EDJ，就可以观察到牙本质脱矿的迹象[12]。

邻面龋的进展可能相当缓慢，特别是在低龋风险人群中。在恒牙中，大多数涉及釉质内1/2层的病变可能已存在近5年而未到达外层牙本质。但是，如果病变已经达到EDJ[9]，中位生存期则减少到3年。尽管如此，即使在低风险人群中，我们也可以假设在15岁的青少年中约有1/2的早期邻面龋能够在20岁时发展为龋洞[14]。龋病在牙本质中的进展明显快于釉质，乳磨牙明显快于恒磨牙。预计20%的恒磨牙邻面龋和超过30%的乳磨牙邻面龋将在1年内由釉质内层发展到牙本质外层[15]。这一结果强调了在混合牙列晚期和恒牙列早期检测和控制邻面龋的重要性。这一点对于高龋风险人群尤其重要，因为高龋经历会显著提高乳磨牙和第一恒磨牙的邻面龋进展率[16]。

9.3　治疗决策：无创治疗和修复治疗之间的选择

这些年来有关邻面龋的治疗方法发生了明显变化。过去只要牙齿邻面存在透射影像，无论深度如何，都会被建议修复治疗。甚至仅局限于釉质的病变也采用侵入式治疗。采取这种治疗方式，备洞过程中会不可避免地破坏健康的牙体硬组织。

但是那之后进入了另一个阶段，人们认为病变涉及牙本质才是需要手术干预的信号，就好像牙本质代表了龋病的一个特定阶段，只有通过去除龋损组织和进行牙体充填才能有效抑制龋齿的进展。这种治疗方案背后的概念是，去腐和充填才是治疗龋病的正确方法。

自20世纪80年代以来，开始出现一些报道，倾向于更为保守的治疗方式，这些报道主要是由北欧国家发起的[17-19]。人们普遍理解了龋达牙本质层并不代表龋病已经不可逆，但是，一旦钻开牙齿用修复材料进行修复，牙齿反而开始进入了修复的"循环"[20]。

如今，龋病治疗最前沿的理念认为，选择修复治疗应仅限于不可清洁的已形成的洞型龋损。因此，不能仅凭影像上观察到病变到达牙本质就决定采取修复治疗，因为邻面龋有无龋洞不能仅靠影像的深度和密度来准确区分[21-22]。治疗干预措施需求最小化是获得更好临床疗效的关键[23]。

一般而言，牙本质的透射性越强，邻面存在龋洞的可能性就越高[24-25]。然而，仅靠分析影像深度并不能准确预测龋洞的存在。据估计，1/2以上影像上涉及牙本质外1/2层的邻面龋可能并不存在龋洞[26]。因此，可以在完全清除邻面菌斑后进行仔细的视诊，并用细探针进行表面探诊[27]。当视诊结合影像检查不足以做出治疗决定时，临时分牙也是一种有效方法，可以通过视诊和触诊结合确定邻面龋洞的存在[26,28]。

一旦发现非洞型邻面龋，定期地、彻底地清除病变表面的菌斑生物膜是抑制病变进展最有效的方法[29]。一些基于体内龋病模型的研究已经证明了定期清除菌斑对抑制早期龋的有效性[29-31]。

因为牙齿邻面不易通过刷牙清洁，所以邻面龋的菌斑控制并不容易。因此，临床医生应该经常鼓励患者或患者的家长日常使用牙线。既然牙线被认为可以有效破坏邻面菌斑，所以我们推测，定期使用牙线将对控制邻面龋发挥重要作用。然而，牙线只有在每天专业使用下，才能降低乳牙患邻面龋的风险，没有证据表明青少年自行使用牙线能够有效抑制邻面龋，即便清洁过程受到家长的监督[32-33]。这一现象的产生可能有许多原因，例如牙线使用技巧不尽如人意，我们知道，对大多数人来说牙线并不容易操作。虽然无创治疗策略不仅依赖于牙齿清洁，还依赖来源于牙膏和其他因素的氟化物的局部作用以及饮食管理，但相关人士仍然认为，要想永久地阻止龋病的进展，牙齿表面必须足够容易地被清洁到[27]。

在日常实践中，许多早期龋尽管能够被早期发现并实施无创治疗，但病情仍然在继续发展。事实上干预不可避免，只是推迟到了龋洞出现之后再进行而已[34]。因此，为了给有进展倾向的早期邻面龋提供一种新的治疗方法，我们尝试使用低黏度渗透树脂进行微创治疗[35]。

9.4 渗透技术的概念：临床背后的科学原理

渗透技术是一种介于无创治疗和修复处理之间的龋病管理替代方案。与窝沟封闭相似，龋病渗透技术也被认为是一种微创疗法，用树脂建立一种扩散屏障对牙齿的硬组织进行改建[27,35]。对于𬌗面的病变，已有若干系统评价支持窝沟封闭剂在预防和控制𬌗面龋方面的有效性[36-40]。此外，一些尝试将窝沟封闭剂在𬌗面的应用理念延展到邻面的尝试也曾见报道[41-42]。但这种操作存在的一个实际问题是，邻面使用流动树脂在技术上较为困难[27]。此外，使用分牙圈分牙的治疗步骤也需要分两次诊疗才能完成。

因此，有学者提出另外一种方法，即渗透技术[35]。不同于用窝沟封闭剂在牙齿表面建立树脂屏障，渗透技术的目的在于对表层下釉质龋损内的孔隙进行封闭。用渗透技术阻断龋病进展的理念是在20世纪70年代首次提出的，该方法的实验树脂中含有作为抗菌剂的甲醛[43]。后续实验中尝试用粘接剂或窝沟封闭剂对釉质的病变进行渗透，导致表面部分封闭或渗透不均匀，即使用盐酸酸蚀去除假性完整表层也无济于事[44-46]。优化后的低黏度树脂具有更高的渗透系数，渗透更加迅速。这种所谓的渗透剂在体外条件[44-45]、原位条件[47]、体内条件[48]下几乎都能完全渗透人造和天然釉质病变。在光固化之前，必须通过吹干和使用牙线去除牙齿表面多余的树脂。釉质表面覆盖的树脂对龋病的抑制并不必要，因为渗透剂是通过封闭病变体部的孔隙而发挥作用的[44]。除了作为阻挡酸性物质的屏障，渗透剂还可以增强病变的机械强度，防止龋洞形成。它的优点是不会在牙齿表面形成可能会促进菌斑积累和牙龈炎症的材料边缘。此外，由于不需要先前的分牙步骤，治疗在一次诊疗中即可完成。

渗透剂对病变内孔隙的渗透主要由毛细力驱动，并取决于液体的渗透系数（Penetration coefficient，PC）[49-50]。渗透系数（PC）是由液体的黏度、表面张力以及与固体表面的接触角[51]决定的。其他影响渗透剂的渗透深度和渗透均匀性的因素还包括应用时间[52]、表面干燥程度[53]和酸蚀剂去除表层的能力[45]，因为对渗透剂而言，表层是一种高度矿化的屏障。

至关重要的是酸蚀过程。如本章前述，在非洞型龋损中，虽然表层下病损体部的矿物大量流失、孔隙增加，釉质表面却保持相对完整[1]。与人工龋损不同的是，自然龋损始终暴露于口腔内，不断经历着脱矿和再矿化的循环。因此，自然龋损的表层可能由于再矿化作用而比人工龋损更厚，矿物含量更高。

这就是为什么在最初的实验室研究中，37%磷酸（H$_3$PO$_4$）凝胶酸蚀就足以打开病损体部的通路，进而获得树脂的深度渗透[44,49]。然而在自然龋损中，采用37%磷酸凝胶的传统酸蚀方法（通常用于粘接修复），即使将酸蚀时间增加到2分钟也无法去除表层。相比之下，与用于釉质微打磨目的相同，15%盐酸（HCl）仅需2分钟便可完全侵蚀表层，使渗透剂能够进入表层下的孔隙处[45,54]。

渗透技术的另一个关键步骤是干燥。涂布渗透剂之前要求对釉质进行充分的干燥，因为孔隙中的水分会阻碍树脂的渗透，而且过度干燥不会破坏釉质的结构，这点与牙本质并不同，与之相反，干燥增加了表面自由能，有利于渗透剂的润湿，从而更容易渗透到病变的孔隙中。与仅用空气吹干相比，使用乙醇能更好地实现这一目的[53]。所以建议在冲洗酸性凝胶后，吹干30秒，用乙醇干燥30秒，再吹干30秒。

最后，应用时间也同样重要。在实验室条件下渗透剂可以在很短的时间内（<30秒）完全渗透人工龋损[49]。然而对于自然龋损，渗透剂进入病变的最深部分需要更长时间。在临床实践中，如果较短的应用时间能得到科学证据支持，那么受益的将会是广大患者，尤其是儿童。研究人员在乳牙列和恒牙列上分别测试了0.5、1、3和5分钟的渗透效果。在乳牙上，3分钟或5分钟可以达到几乎完全渗透，0.5分钟或1分钟可以达到浅层渗透[55]。在乳牙中，虽然很多病变在1分钟时间能够完全渗透，但实验结果在较深龋损中不太一致[48,52]。因此，无论是恒牙还是乳牙，现在推荐的标准应用时间仍然是3分钟。

光滑面的早期病变在低黏度树脂渗透后对进一步脱矿更具抵抗力，渗透树脂抑制病变进展的能力与树脂渗透的深度和均匀性密切相关[44]。因此，实验室分析得出的重要结论建议，为了获得更好的治疗效果，龋齿渗透技术必须严格在诊所内进行。

- 用15%盐酸凝胶酸蚀2分钟。
- 按空气、乙醇、空气的顺序彻底干燥。
- 渗透树脂作用3分钟后进行光固化。

9.5　渗透技术的概念：临床应用

9.5.1　适应证及其局限性

渗透技术适用于非洞型邻面龋，尤其是在影像学上延伸至釉质内1/2（E2）或牙本质外1/3（D1）的病变。局限于釉质外1/2（E1）的邻面浅龋可能更适合无创治疗。另一方面，达到牙本质中1/3或以上（D2和D3）的更深龋损可能已经形成龋洞而需要进行有创治疗[27,35]（图9.1）。

为避免过度治疗，只有有发展倾向的病变才应该进行渗透治疗。在儿童混合牙列期和青少年早期恒牙列中检出的邻面龋如果不加以遏制，其中很大比例的龋病将会进展为牙本质龋并最终形成龋洞[15]。然而，仅从单次就诊通过X线片评估病变的深度还不足以判断病变是活跃性的（进展）或非活跃性的（停止）。一些临床参数，如存在过去的龋高发经历或𬌗面/邻面的晚期病损等，也是支持微创治疗的有力参考[6,16]。此外，邻面龋下方的邻间牙龈出血也被认为是龋病活动的指征和龋病进展的预测因子[56]。

因此，我们最好将影像检查与临床评估相结合来做出治疗决策。图9.2给出了邻面龋的治疗决策流程。在没有龋洞的情况下，活跃性的E1和E2型病例可采用无创治疗或渗透治疗，这取决于患者对非手术治疗方案（例如，菌斑控制）的依从性。考虑到龋到达牙本质后进展加快，活跃性D1型病例应该首选渗透治疗。由于D2和D3型病例可能已形成龋洞，应当果断采取包含去龋和修复的有创疗法。

图9.1 根据咬合翼片上的透射影像深度评估邻面龋。E1，釉质外1/2；E2，釉质内1/2，D1，牙本质外1/3；D2，牙本质中1/3；D3，牙本质内1/3

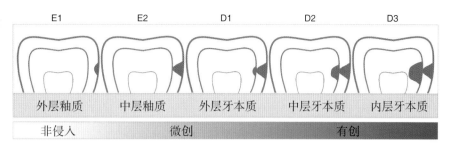

图9.2 根据影像学和临床评估的邻面龋治疗决策流程。NI，无创治疗；CI，渗透治疗，I，有创治疗。*临床/探诊检查和/或分牙检查有龋洞形成。**根据临床预测因素评估的龋活跃度。修订自：Meyer-Lueckel和Paris（2016）[27]

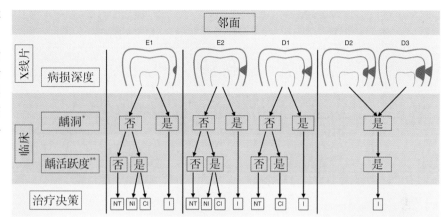

9.5.2 具体操作步骤

- 根据X线影像深度用评分卡对邻面龋进行评分（图9.3a）。
- 用牙线和水枪清洁受累牙齿表面。
- 使用常规橡皮障（图9.3b）或迷你橡皮障（图9.4）以确保工作区域的干燥。如果同时使用橡皮障和橡皮障夹，则可能需要先对龈乳头进行局部麻醉。
- 放置楔子，以获得约50μm的邻间隙。先将楔子插入到有阻力的位置，然后逐渐深入（图9.3c）。通常放置30~60秒后即可获得合适的邻间隙。
- 使用带有工作尖的Icon-Etch注射器酸蚀病损表面。确保注射头绿色的一面与待处理的牙齿表面对齐。工作尖就位后，将推柄转动1.5~2圈即可将足量的酸蚀凝胶输送到病损处（图9.3d）。等待2分钟。
- 用水冲洗酸蚀剂至少30秒，用气枪彻底吹干（图9.3e）。
- 使用Icon-Dry注射器涂布乙醇进一步干燥患处（图9.3f）。等待30秒后再次用气枪彻底吹干。
- 使用Icon-Infiltrant注射器，更换新的工作尖。同样，确保注射头绿色的一面与牙齿表面对齐。此时应关闭操作灯以免渗透剂过早固化。工作尖就位后，将推柄转动1.5~2圈，即可将足量的渗透剂输送到病损处（图9.3g）。等待3分钟让渗透树脂到达病损深处。在这3分钟内可以添加少量渗透树脂。
- 取下工作尖，用牙线清理掉多余的渗透树脂（图9.3h），彻底空气吹干并光固化至少40秒（图9.3i）。
- 换一个新工作尖，第二次涂布渗透树脂，等待1分钟并全面光固化40秒（图9.3j）。推荐涂布两次是为了对可能残留的孔隙进行封闭。
- 取下楔子和橡皮障（图9.3k），用抛光条打磨牙齿表面。
- 推荐1年后拍摄随访X线片，使用同一个登记卡根据透射影的深度进行打分（图9.3l）。
  由于渗透剂的放射线阻射性，我们无法在影像上区分渗透治疗后的邻面龋与未经治疗的区域，因此制造商建议使用唯一的登记卡对已治疗的病损进行记录。这样患者去其他牙医处就诊时，医生便可获得关于病损的详细信息。

图9.3　（a）初始诊断为E2型邻面龋的临床病例，牙位为84，分步进行渗透治疗；（b）上橡皮障；（c）插入楔子分牙；（d）用15%盐酸酸蚀2分钟；（e）冲洗接着用空气吹干；（f）使用乙醇干燥30秒接着再次用空气吹干；（g）使用渗透剂3分钟；（h）用牙线清理多余的渗透剂；（i）光固化40秒；（j）再使用渗透剂1分钟接着光固化40秒；（k）移除橡皮障后的临床观；（l）1年后的复诊影像和登记卡

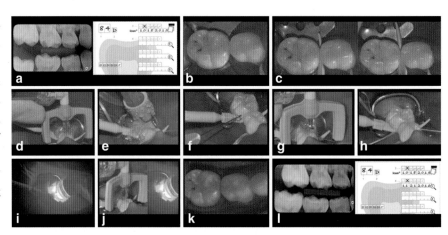

图9.4　在隔离工作区使用MiniDam（DMG，Hamburg，Germany）。（a）初始影像显示75的近中邻面釉质龋；（b）工作区用MiniDam隔离；（c）分牙；（d）酸蚀；（e）乙醇干燥；（f）使用渗透剂；（g）治疗结束后的临床观，包括75的近中邻面渗透治疗和𬌗面的复合树脂充填修复

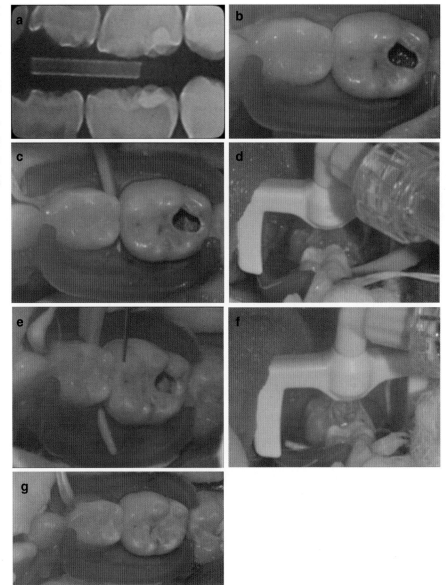

9.5.3 龋病渗透治疗的有效性和安全性的证据

2009年，渗透树脂开始商业化应用（Icon，DMG，Hamburg，Germany）。自此之后，一些关于恒牙[34,57-61]和乳牙[62,64]邻面龋渗透治疗疗效的临床研究开始发表。

临床研究主要在中高龋风险患者中进行，研究得出的结论是，与安慰剂组[34,57,58]、非侵入性治疗组（牙线和含氟牙膏）[62,65]、使用氟保护漆组[63]相比，渗透治疗组龋病的进展均显著降低。据报道，乳牙列龋渗透治疗效果为21%[62]，1年后为35%[63]，3年后治疗效果高于恒牙组的37%[34]。只有1项临床研究的结果表明渗透树脂对控制邻面龋没有特别的疗效，这篇文章的作者们认为，这可能是因为该研究只纳入了釉质龋（最多到釉牙本质界）的患者，在研究期间患者的邻面菌斑控制显著改善，因此试验组和对照组的龋病进展都比较低[61]。

不过，有2项系统评价和Meta分析都支持渗透树脂抑制龋病进展的有效性[66-67]。无论是与非侵入性的专业治疗相比，还是与家庭的口腔护理相比，微创治疗都能显著抑制邻面龋的进展。虽然还需要更大样本量的长期实验来提高这一证据的质量，但牙医可以考虑把微创治疗作为介于无创治疗和手术治疗之间的选择来治疗非洞型邻面龋。

此外，基于对无创或微创治疗后的邻面龋的进展风险以及邻面修复体失败风险的评估，成本效益分析也支持微创疗法。与邻面充填相比，无创和微创治疗均能降低E2型或D1型病变治疗的长期成本。微创治疗虽然更有效，但通常比无创治疗成本更高。低龄患者的D1型龋损微创治疗的成本效益最高[68]。

儿童认为渗透治疗的舒适度不如牙线或局部使用氟化物是情有可原的[69]，但这并不妨碍儿童接受渗透治疗。同时，这项操作的时间也比较适合，从隔离工作区域开始算的话大概只需要10~17分钟[62]。

临床研究[34,57-59,62-63,65]尚未发现渗透树脂对牙龈（溃疡或颜色改变）以及患牙（疼痛、牙活性丧失或着色）的副作用。关于盐酸凝胶的刺激作用，重要的是，要务必记住软组织在盐酸凝胶中暴露30秒就可能导致溃疡。因此，应避免盐酸意外接触到软硬组织，但在恰当的隔湿状态下小剂量使用是安全的[70]。一项研究报道，分别有4%和22%的儿童在撤下橡皮障后立刻感觉治疗区有苦味和疼痛感[62]。学者认为，苦味可能是由橡皮障中残余的渗透树脂溢出造成的。因此，建议在撤掉橡皮障之前充分冲洗治疗区。疼痛现象被认为与分离牙齿所用的楔子引起的压力有关，这种压力主要作用于在牙周膜上。然而，由于这些症状均可在2小时内消失，因此它们不被认为是不良反应[62]。在治疗非洞型邻面龋方面，渗透治疗是一种临床上可行且安全有效的方法。

9.6 思考

当代牙科治疗的理念是干预方式微创化，因此传统的去腐治疗应仅限于洞型龋损。为了发现并抑制早期病变，应尽可能早期诊断，采用非侵入性治疗。因为去腐治疗意味着要破坏大量完整牙体组织，对于邻面龋来说尤其如此。当单纯的无创治疗难以阻止龋病进展时，作为一种微创技术，渗透治疗是邻面龋的适用选择。一些临床研究表明，渗透治疗是一种临床可行且安全有效的方法，它填补了非洞型邻面龋治疗方案中无创治疗和有创治疗之间的空白。

（齐帅 译 齐鹤 审校）

洞型牙本质龋的"非充填"管理方法
Non-restorative Approaches for Managing Cavitated Dentin Carious Lesions

第10章

Edward C. M. Lo，Duangporn Duangthip

10.1　引言

　　龋病是一个影响全世界数百万儿童生活质量的严重的健康问题[1]。在许多发展中国家，大多数学龄前儿童的乳牙龋齿都没有治疗[2]。最近的一篇综述中报道，东南亚5～6岁儿童龋病患病率均值为79%，乳牙dmft（龋失补牙数）为5.1[2]。中国1987—2013年学龄前儿童龋病调查得出的合并患龋率为65.5%，治疗指数（ft/dmft，因龋充填牙数/龋失补牙数）为3.6%[3]。未治疗的龋齿可导致睡眠和进食困难，影响儿童的生长发育。这些问题继续发展甚至会危及生命[4]。

　　传统的治疗方法会对洞型牙本质龋进行充填治疗。但是由于各种原因（例如，资源不足、卫生保健系统欠发达等），很多地区难以进行传统的充填治疗。采用修复治疗也存在其他的限制：一项系统评价中指出，学龄前儿童乳牙的2个牙面或多个牙面的修复体使用寿命较短[5]。低龄儿童通常不能耐受复杂、冗长的牙科治疗步骤，因此有时会推荐其在保留意识的镇静下或全身麻醉下进行口腔治疗，这种治疗方式费用高，且可能存在着危及生命的健康风险。

　　近年来提倡使用非充填方式对洞型牙本质龋进行龋病管理。乳牙寿命较短，一般在萌出后6～8年后脱落，因此儿童的龋病管理与成人不尽相同。越来越多的证据表明，龋齿的发展可以停止或减缓，龋损受到抑制的乳牙在自然脱落前可以不引起疼痛和感染地保留在口腔内，因此一些非充填的技术引起了广泛的关注。抑制龋病进展的治疗非常有助于减少儿童因龋病而产生的沉重负担，特别对于那些生活在贫困地区的儿童来说尤为如此。

　　本章节将回顾相关文献，探讨非充填修复技术在儿童洞型牙本质龋中中止龋病进展的有效性。文献中提出了多种低龄儿童龋（ECC）的非充填修复技术，如使用含氟牙膏、氟保护漆、氟化氨银（SDF）溶液、木糖醇、氯己定和酪蛋白磷酸肽–无定形磷酸钙（CPP–ACP）。

E. C. M. Lo (✉) · D. Duangthip
Faculty of Dentistry, University of Hong Kong, Hong Kong, China
e-mail: hrdplcm@hku.hk

© Springer International Publishing AG, part of Springer Nature 2019
S. C. Leal, E. M. Takeshita (eds.), *Pediatric Restorative Dentistry*,
https://doi.org/10.1007/978-3-319-93426-6_10

10.2　局部应用氟化物和含银化合物抑制牙本质龋病进展

局部应用氟化物可用于控制龋病进展，根据氟化物的使用方式具体可分为家庭用氟、专业用氟和社区用氟。局部使用氟化物最常见的方式是含氟牙膏。已有充分的证据表明，每天使用含氟牙膏可预防儿童龋病（约为25%）[6]。但有若干因素，例如牙膏成分、刷牙频率、刷牙时间和刷牙后是否漱口，这几个因素都会显著影响其防龋效果[7]。尽管含氟牙膏在预防龋病方面有显著的作用，但是关于含氟牙膏对龋齿抑制作用已发表的研究很少。有一项临床研究目的在于研究1000ppm F含氟牙膏对龋病的预防作用，结果显示该干预措施可以中止学龄前儿童牙本质龋病的进展[8]。在老师监督下进行每天刷牙，2~3年后，幼儿园儿童乳前牙邻面的活跃龋约有50%转化为非活跃龋。

局部专业用氟已被验证可有效预防龋病并减缓龋病进展。系统评价指出，氟保护漆可显著抑制乳牙龋病[9]。最近一项Cochrane系统评价的Meta分析结果显示，乳牙龋的合并预防分数为37%[10]。需要注意的是，大多数临床研究都集中研究的是对釉质龋的抑制[11]。仅有少数临床研究报道了氟保护漆对中止乳牙洞型牙本质龋的有效性，结果表明氟保护漆对洞型牙本质龋的抑制效果不如SDF溶液[12-13]。

10.3　氟化银

牙科最常用的氟化银制剂是SDF。关于SDF的命名，存在不同的术语，例如"氨化氟化银"（Ammoniated silver fluoride）[14]、"二胺氟化银"（Diamine silver fluoride）[15]、"氟化氨银"[13,16]或"氟化二氨银"[12,17]（Silver diammine fluoride）。因为SDF包含两个氨基（–NH₃）而不是胺基（–NH₂），所以术语"氟化二氨银"更准确地描述了其化学结构[18]。但"氟化氨银"仍然是口腔文献中常用的术语。

口腔医学中对含银化合物的使用可以追溯到半个多世纪以前，有各种不同的使用目的，如窝洞消毒[19]、龋病预防[20]、牙本质脱敏[21]等。自从氟化亚锡（SnF₂）被发现可有效阻止乳磨牙龋病进展之后，氟化银（AgF）也开始得以使用[22]。在日本，将氟化氨银［SDF或者Ag（NH₃）₂F］作为治疗剂已超过40年[23]。几十年前开始进行了一些关于儿童使用SDF的队列研究[24-25]。SDF已在世界不同地区应用，以抑制乳牙活跃性牙本质龋的进展。使用SDF后，如果龋病得以成功抑制，牙本质中黄软的活跃性龋损组织将变得坚硬、光滑，并呈现出黑色外观（图10.1）。

已经进行了若干项关于儿童使用SDF的随机对照试验。表10.1列出了在学龄前儿童中进行的SDF

图10.1　使用SDF后，51唇侧的龋病进展受到抑制，牙齿表面坚硬且光滑，呈现为黑色

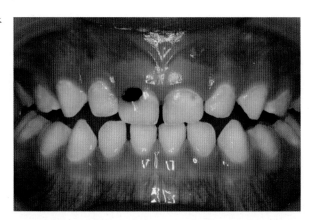

随机临床试验的总结。中国的一项随机临床试验发现，38%SDF溶液比5%NaF保护漆更能有效抑制学龄前儿童的乳牙牙本质龋[12]。此外，在使用SDF溶液或NaF保护漆之前去除软质的龋损牙本质，3年后的龋抑制效果并无差别。另一项研究对使用玻璃离子（GI）进行过渡性修复和使用SDF溶液进行了有效性的研究，结果表明，在为期2年的随访评估中，每年使用38%SDF溶液和玻璃离子过渡性修复对乳牙龋病的抑制效果没有差异[28]。最近在中国香港进行的一项临床试验发现，基线水平时每周使用1次，连续使用3周，与每年使用一次SDF相比，18个月后乳牙洞型龋损的被抑制效果是一样的[13]。也有相关研究研究的内容是不同SDF溶液浓度和不同使用间隔对龋齿的抑制作用。一项为期30个月的随机临床试验结果显示，38%SDF比12%SDF更有效，并且1年2次比1年1次能更有效地抑制学龄前儿童的乳牙牙本质龋[17]。

巴西有一项针对学龄前儿童的研究，认为使用SDF比玻璃离子暂时修复（龋病抑制率为67%和39%）能更有效地阻止乳牙中的牙本质龋[29]。另一种形式的氟化银制剂，纳米氟化银（NSF）已经开发，并已尝试进行了一项临床试验[30]。据报道，NSF可以抑制牙本质龋，并且不会使病变组织染色。但

表10.1 氟化氨银（SDF）和纳米氟化银（NSF）抑制儿童洞型牙本质龋的随机临床试验摘要（来源 Duangthip等，2017[26]）

学者、年份 （参考文献）地点	持续时间、对象、年龄	研究分组	结果
Chu等，2002[12] 中国	30个月 375名儿童 3~5岁	1. 去龋+38%SDF 1次/年 2. 38%SDF 1次/年 3. 去龋+5%NaF 4次/年 4. 5%NaF 4次/年 5. 对照组	1~5组被抑制龋齿牙面平均数分别为2.5、2.8、1.5、1.5和1.3（$P < 0.001$）
Yee等，2009[27] 尼泊尔	976名儿童 3~9岁	1. 38%SDF 2. 38%SDF+单宁酸 3. 12%SDF 4. 对照组	1~4组被抑制龋病牙面平均数分别为2.1、2.2、1.5和1.0。单独应用38%SDF对乳牙龋有较好的抑制作用
Zhi等，2012[28] 中国	24个月 212名儿童 3~4岁	1. 38%SDF 1次/年 2. 38%SDF 2次/年 3. 流动GI充填 1次/年	1~3组龋病抑制率分别为79%、91%和82%（$P=0.007$）
dos Santos等，2012[29] 巴西	12个月 91名儿童 5~6岁	1. GI暂时充填 2. 30%SDF	SDF和GI充填的龋病抑制率为67%和39%（$P < 0.001$）
dos Santos等，2014[30] 巴西	12个月 60名儿童 平均年龄（6.3±0.6）岁	1. NSF 2. 对照组（未治疗）	12个月时，NSF治疗的龋病抑制率为66.7%，而对照组龋病抑制率为34.7%（$P=0.003$）
Duangthip等，2016[13] 中国香港	18个月 371名儿童 3~4岁	1. 30%SDF 1次/年 2. 30%SDF基准浓度 3次/周 3. 5%NaF基准浓度 3次/周	1~3组的龋病抑制率分别为40%、35%和27%（$P < 0.001$）
Fung等，2017[17] 中国香港	30个月 888名儿童 3~4岁	1. 12%SDF 1次/年 2. 12%SDF 2次/年 3. 38%SDF 1次/年 4. 38%SDF 2次/年	1~4组的龋病抑制率分别为55%、59%、67%、76%（$P < 0.001$）

是尚需要进一步研究确认NSF长期也不会使受抑制的病变组织染色。

　　还有其他2项已发表的临床研究是关于儿童使用SDF的：一项研究的是SDF在龋病预防中的作用[31]，另一项研究的是SDF在龋病抑制中的作用[16]。实验的结果支持使用SDF预防和抑制ECC。尼泊尔的一项研究中指出，单次使用38%SDF溶液即能够抑制3～9岁儿童乳牙的牙本质龋，但是治疗效果随着时间的延长减弱[27]。

　　2014美国食品药品监督管理局（FDA）明确表示，SDF可以作为"医疗用品"用以降低牙齿敏感性[32]。目前应用SDF以预防和抑制龋齿属于"说明书范围外"使用，类似氟保护漆（用于抑制龋病时）的应用。美国的一项队列研究中，研究了32名就诊于同一诊所的2～5岁儿童，这些儿童如不进行SDF治疗，将需要在全身麻醉下接受牙齿修复，他们的父母普遍能接受SDF[33]。该研究中使用小毛刷直接将SDF涂在病损部位30秒至2分钟（取决于孩子的行为表现）。单次使用38%SDF溶液后，几乎所有的（98%）活跃性龋损都得到了抑制。

　　表10.2对SDF治疗儿童龋齿有效性的系统评价进行了总结。Gao等最近发表的一项系统评价和Meta分析中指出，使用38%SDF后，乳牙龋病抑制率高达81%（95%CI，68%～89%）[36]。Chibinski等最近进行的另一项系统评价中发现，儿童使用SDF12个月后，龋病抑制率比使用安慰剂或其他药物高出89%（95%CI，49%～138%）[38]。反复使用SDF后，乳牙活跃性牙本质龋可被抑制，被抑制的龋表面颜色变深、有光泽且质地较为光滑（图10.2）。使用SDF抑制龋病的概念与国际龋病共识协作组（International Caries Consensus Collaboration）会议的临床建议相一致[39]，后者的建议指出，对于存在洞型龋损的儿童，应加强其菌斑控制，口腔专业人员应尽可能延迟进入"牙齿修复循环"的时间，以保护牙齿结构，保留天然牙齿。美国儿童牙科协会（AAPD）最近接受使用SDF进行龋病管理并颁布了相关指南，旨在指导临床医生使用SDF，加强儿童龋病管理，包括有特殊需求的儿童[40]。由于SDF治疗的成本低，儿童龋病带来的影响又很明显，因此在目标人群中提供SDF治疗的益处超过其潜在的不良影响[26]。市场上有不同浓度（12%、30%和38%）的SDF产品[41]。表10.3汇总了各种SDF产品、制造商、原产国、浓度及其主要成分。

表10.2　氟化氨银（SDF）治疗儿童龋齿有效性的系统评价摘要（来源：Duangthip等，2017[26]）

学者、年份 [参考文献]	包含的论文 （患儿）数量	Meta分析	结论概要
Rosenblatt等，2009[34]	2（827）	无	SDF抑制龋病和预防龋病的最低预防分数为96%和70%。NaF保护漆抑制龋病和预防龋病的最高预防分数分别为21%和56%
Peng等，2012[18]	15（NA）	无	含银化合物是预防和抑制龋病的有效药物
Duangthip等，2015[35]	4（967）	无	使用SDF或每天用含氟牙膏刷牙，可以有效地抑制乳牙龋病
Gao等，2016[9]	17（NA）	有	5%NaF保护漆能促进早期釉质龋的再矿化，38%SDF可抑制牙本质龋。38%SDF牙本质龋的总抑制率为66%（95%CI，41%～91%）
Gao，2016[36]	19（NA）	有	38%SDF的乳牙龋总体抑制率为81%（95%CI，68%～89%）
Contreras等，2017[37]	7（3073）	无	30%或38%SDF显示出乳牙龋抑制替代疗法的潜力

NA，纳入患者缺失量；CI，置信区间

图10.2　（a）3岁儿童的重度低龄儿童龋；（b）SDF治疗2年后，龋病进展受到抑制，没有发生疼痛或感染

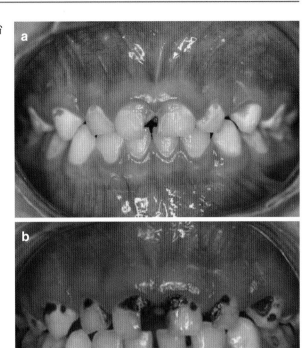

表10.3　各种SDF产品名称、浓度、制造商、原产国和主要成分的摘要（来源：Mei等，2016[41]）

产品名称	SDF浓度	制造商	原产国	主要成分	包装
Advantage arrest	38%	Elevate oral care	美国	氟化氨银	8mL滴管瓶
Bioride	38%	Dentsply Industria e Comercio Ltda	巴西	氟化氨银	5mL滴管瓶
Cariostatic	10%	Inodon Laboratorio	巴西	氟化氨银	8mL滴管瓶
Cariestop	12%、38%	Biodinamica Quimica e Farmaceutica Ltda	巴西	氟硼酸，硝酸银，氨	5mL或10mL滴管瓶
Fagamin	38%	Tedequim SRL	阿根廷	氟化氨银	5mL滴管瓶
Fluoroplat	38%	NAF Laboratorios	阿根廷	氟化氨银	5mL滴管瓶
Saforide	38%	Toyo Seiyaku Kasei Co. Ltd.	日本	氟化氨银	5mL滴管瓶
Riva star	30%~35%	SDI Dental Limited	澳大利亚	组分1：氟化银、氨 组分2：碘化钾，甲基丙烯酸盐	组分1：0.05mL 组分2：0.10mL

10.4　SDF的作用机制

尽管SDF的作用机制尚未完全被揭示，但一些体外研究对其可能的机制提出了一些假设：抑制脱矿过程、保护牙胶原蛋白不被降解[42]、对菌斑生物膜有抗菌作用[43]以及增加龋损治疗后的显微硬度[44]。最近发现SDF可以与钙离子和磷酸根离子反应生成氟磷灰石，其溶解度低于羟基磷灰石[45]。氟磷灰石的析

出可能是SDF抑制病损的主要机制之一。另一项关于SDF作用机制的系统评价认为SDF可作为一种杀菌剂，阻止致龋细菌的生长[46]。SDF可以促进釉质和牙本质的再矿化，减缓其脱矿过程，减少牙本质内胶原蛋白的降解。

10.5　SDF的生物相容性和不良反应

有一项临床研究以纵向方式记录了SDF的不良反应，除了SDF治疗后龋损组织被染黑以外，并未发现局部应用SDF有明显不良反应[12-13,17]。应注意的是，SDF仅对龋损的牙本质染色，对釉质或健康的牙本质并不发生染色。针对美国儿童牙医培训计划的负责人的访谈中所述，龋损组织被染黑是最常被提到的、限制SDF治疗进行的障碍因素[47]。考虑到这种不美观性，在使用SDF之前对患儿和父母进行告知并进行适当的讨论非常重要。使用SDF进行儿童龋病管理时应考虑父母的接受度和偏好，以制订适宜的治疗计划。应就这一措施的益处、副作用和其他需要考虑的因素进行充分解释，并需要获得父母的知情同意。有建议提出使用SDF之后再使用碘化钾（KI），可以减少染色程度[48]。不过最近的一项随机临床试验报道，单独应用SDF治疗根面龋，与使用SDF和KI治疗根面龋，其着色/染色程度没有显著差异[49]。

SDF与牙髓的生物相容性较好。在大鼠磨牙的洞型龋损上应用38%SDF溶液后，观察到的不良反应极小[50]。与此类似，使用SDF间接牙髓治疗后也没有观察到炎症变化[51]。在一项学龄前儿童乳牙深龋的临床试验中，未发现SDF造成牙髓损伤[12]。在研究假设中，一般都将使用SDF后产生的牙髓和牙龈刺激视为不良反应。根据几项临床试验中对成千上万儿童的观察，只有一项研究指出有少数儿童黏膜上出现轻度疼痛的白色病变，2天后未经任何治疗即消失[31]。为防止刺激组织，建议在邻近的牙龈上使用凡士林[29]。

10.6　SDF的安全性

SDF已经在日本和澳大利亚使用了数十年。38%SDF溶液中氟离子和银离子的预期浓度分别为44800ppm和255000ppm。尽管SDF溶液中氟化物和银的含量较高，但文献中尚未报道重大的不良反应，可能是因为SDF的使用量很小，用量远低于氟化物和银已知的毒性剂量。一般来说，与银离子吸收相关的健康风险较低。为了研究与银相关的安全性，大鼠研究中观察到的结果是，银的平均半致死剂量（LD_{50}）口服给药为520mg/kg，皮下给药为380mg/kg[32]。

一项临床研究中，在成人3颗牙齿上涂抹38%SDF溶液，平均用量是7.60mg，银的使用量约为1.50mg[52]。换句话说每颗牙齿上使用的银为0.50mg。根据这一结果，在20颗龋损乳牙上使用的最大银含量＜10mg（0.5mg银×20颗牙齿）。如果体重10kg的学龄前儿童所有乳牙都用38%SDF溶液处理，则使用银的最高剂量不会超过10mg/10kg或1mg/kg。以皮下途径的LD_{50}（380mg/kg）作为参考，在儿童所有龋齿上使用SDF的相对安全限量至少为此阈值的380倍。考虑到使用周期（1次/年或2次/年），累积银暴露的风险也很小。对于局部使用SDF的长期不良影响，没有科学证据表明专业涂布SDF会导致氟牙症。

关于氟化物的毒性，临床研究中在成年志愿者的3颗牙齿上涂抹了38%SDF溶液，平均氟化物含量为0.33mg，因此每颗牙齿上施用的氟化物量约为0.11mg[52]。氟化物的"可能有毒剂量（PTD）"为5mg/kg氟化物[53]。如果在体重为10kg的儿童20颗乳牙上都局部使用38％SDF溶液，接受氟化物的最大剂量为2.2mg（0.11mg氟×20颗牙齿）或0.22mg/kg。即使在这种情况下，氟化物的安全限量也至少为此数值的23倍。

10.7 SDF抑龋齿病成功的因素

临床研究中已经研究了许多影响SDF抑制乳牙活跃性牙本质龋有效性的因素。具体讨论如下：

（1）浓度：众所周知，氟化物的浓度会影响其对龋齿的作用。一项随机临床试验比较了两种浓度的SDF溶液在抑制学龄前儿童乳牙活跃性牙本质龋的有效性，30个月后发现，38％SDF相对于12％SDF治疗病损的有效性比例明显更高，分别为66.9％和55.2％[17]。另一项临床试验中发现仅使用一次38％SDF溶液，24个月后，乳牙活跃性牙本质龋受到抑制的比例明显高于一次使用12％SDF溶液，数据分别为31％和22％[27]。

（2）使用频率：不同的临床试验中，SDF使用频率是不同的。最常采用的使用频率是每12个月1次（1次/年）和每6个月1次（2次/年）[36]。在对比两种SDF使用频率的临床试验中，发现SDF6个月一次的抗龋效果高于年1次[17,28]。对于发展到乳牙牙本质的龋损来说，即使不去除龋损组织，SDF每12个月1次也可导致较高的龋病抑制率[12]，但是单次使用不足以达到持续的龋病抑制效果[27]。对于口腔卫生差或有高龋风险的儿童，建议每6个月使用SDF溶液，以增强龋病抑制作用[17]。对于流动人口或流动牙科服务，难以在6个月或1年再次使用SDF，可以每周使用1次SDF溶液来抑制乳牙活跃性牙本质龋[13]。应该注意的是，需要定期监测用SDF治疗的龋损并重复使用，才能获得成功的龋病抑制效果。此外，如果条件允许，应根据患者龋风险评估的结果进行随访和再指导，这也应作为龋病管理计划的一部分。其目的不仅是减缓现有龋病的进展，也是为了防止新龋病的发生。

（3）使用时间：关于SDF溶液的使用时间（溶液与龋损组织接触的时间）及其抑制活跃性龋病有效性的信息并不多。SDF溶液抑制乳牙牙本质龋有效性的临床研究表明，30秒和2分钟的使用时间之间无显著差异[33]。

（4）口腔卫生：保持良好的口腔卫生和有效清除龋损表面的菌斑对于成功抑制龋病非常重要。对学龄前儿童乳牙进行的随机临床试验发现，无论使用SDF的方案如何，表面无菌斑的活跃性牙本质龋更容易被抑制[13,17]。为了提高SDF治疗在ECC管理中的功效，针对学龄前儿童的口腔健康计划应包括有效菌斑控制的培训。有必要授权于利益相关者，如儿童的父母和老师，通过鼓励父母监督和帮助孩子每天刷牙来改善孩子的口腔卫生。老师也应加强幼儿园和学校的口腔卫生措施。

（5）牙齿类型和牙齿表面类型：临床研究发现使用SDF溶液后，乳前牙的洞型龋损相对于乳后牙更容易被抑制[13,28]。此外，𬌗面和邻面相比，乳牙颊舌侧活跃性龋损被SDF抑制的概率更高[13,17]。可能是因为光滑的颊舌侧牙面更容易清洁。

（6）儿童背景：许多儿童的背景因素和社会经济因素都与ECC相关[54]。尽管如此，针对学龄前儿童的随机临床试验发现，使用SDF抑制乳牙洞型龋损时，儿童的社会经济状况等背景因素对抑制效果没有明显影响[13,17]。因此，可以预料在不同的人群中，包括ECC普遍未治疗的弱势地区中，SDF治疗将有效地抑制乳牙活跃性牙本质龋。

10.8 SDF抑龋治疗的实用指南

10.8.1 口腔从业者和患者的准备

虽然SDF无毒无刺激性，但医疗从业人员使用SDF时应该注意，皮肤不小心接触到SDF后，如果没有立即彻底清除，就会被染成褐色，而且难以去除（图10.3a）。不过除了表面染色，SDF并不会对身体造成任何伤害，染色的地方会在1周内随着皮肤外层组织的自然脱落而完全消失（图10.3b）。因此，医疗人员在使用SDF溶液时应佩戴橡胶手套，并特别注意避免SDF溶液与医生或患者皮肤发生意外接触。SDF还会造成衣服和工作台面难以清除的染色，要格外小心避免SDF溶液意外滴在衣服和织物上；工作台表面应用防水屏障覆盖，并用一次性纸巾或纱布及时清除溢出的SDF溶液。使用SDF之前，应将常用的材料（例如，塑料调拌杯、小棉棒、棉卷、纱布、口镜）和SDF溶液瓶提前放置好以方便操作（图10.4）。

图10.3 （a）手指皮肤与SDF意外接触后被染色；（b）1周后未经治疗染色区域消失

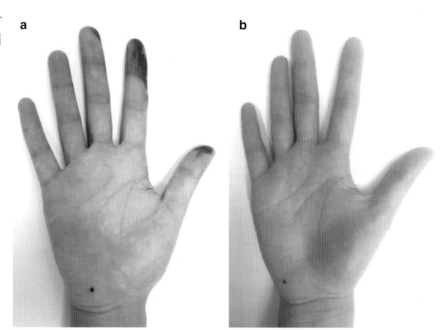

图10.4 社区环境中用于SDF治疗的材料

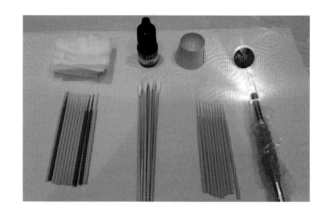

使用SDF后，治疗的牙本质龋损表面会被染黑，因此在使用SDF前，获得患儿或其父母/监护人的知情同意是至关重要的。应告知他们被处理的病损会被染色，以及定期涂布SDF可有较高的治疗成功率。SDF治疗后病变表面被染黑的部分不会随着时间推移而褪色，但可以使用牙科器械或高速手机去除。也可以用遮色的充填材料来遮盖。

已有学者就父母对孩子进行SDF治疗的接受度进行了研究，在中国香港对888名幼儿园儿童进行的临床试验中发现，在30个月的随访中，大多数父母对孩子的牙齿外观都很满意，并且与采用的SDF治疗方案无关[55]。在美国纽约进行的另一项研究中发现，相比乳前牙，乳后牙上的黑色染色更容易被接受[56]。此外在这项研究中，尽管大多数父母也不希望出现乳前牙的染色，但比起全身麻醉下进行传统修复治疗，他们更能接受SDF治疗。对于高度重视美观效果的家长，治疗前务必要获得知情同意，最好可借助实际应用SDF后牙齿被染色的照片进行辅助说明[57]。为了改善牙齿美观性，被抑制的洞型龋损可在儿童配合、条件允许的情况下进行修复[40]。同时，为了减少不必要的担心，应告知患者SDF不会造成健康牙齿的染色。另外，SDF可仅用于乳磨牙等非美容区的龋损，不会造成其他未直接接触SDF的区域染色。

10.8.2　SDF使用的适应证和禁忌证

SDF是一种无创治疗方法，可有效抑制乳牙洞型龋损，可应用于多种情况。使用SDF的适应证包括：

- 患有sECC儿童（重度低龄儿童龋）或高龋风险的儿童。
- 因全身系统性疾病或行为问题无法配合口腔修复治疗的儿童。
- 有多处龋损且需要多次治疗的儿童（例如，有多颗需要治疗的活跃性牙本质龋），在等待完成治疗的这段时间内保持无症状。
- 难以获得常规口腔护理的儿童。
- 患有难治疗龋损的儿童（例如，部分萌出的牙齿、难以获得良好入路的牙齿、隔湿困难、修复治疗后仍不能有效清洁等情况）。

口腔治疗中适当使用SDF非常安全，因此它的禁忌证很少。主要的禁忌证包括：

- 儿童和父母对牙齿表面被染黑有很强烈的美观方面的顾虑。
- 对氟化物和银过敏。

10.8.3　SDF抑制龋病的临床操作流程

为提高使用SDF抑制儿童乳牙活跃性牙本质龋的安全性、效率和有效性，建议采用以下临床操作流程（图10.5）：

- 去除龋洞内的食物残渣和菌斑，使SDF溶液能与龋洞内牙本质充分接触。
- 确认龋损未及牙髓，龋损牙齿仍有活力。
- 抑制龋病进展并不需要去除龋损组织等操作，但去除软腐可以缩短达到龋齿抑制的时间[58]。
- 用棉卷或纱布隔离龋损牙齿。
- 将一小滴SDF溶液滴在塑料药杯中。
- 将小棉棒轻折，蘸取SDF溶液。
- 取出小棉棒时，去除多余的SDF溶液。
- 用小棉棒直接将SDF溶液仅涂抹在龋损的牙面上。
- 如果可能，将患牙隔离持续约1分钟，用小棉棒在病损表面轻柔涂擦，确保SDF作用到所有的龋损组织。

- 必要时使用纱布或棉卷去除多余的SDF溶液。
- 尽量减少SDF溶液与龋损邻近牙龈或黏膜的接触，避免对软组织造成刺激。
- 小心地将使用过的手套、小棉棒和被SDF污染的材料放入垃圾袋中。
- 告知家长/监护人，治疗后30分钟内，儿童应避免进食、饮水或漱口，以免清除或稀释龋齿上的SDF溶液。

图10.5　（a）51唇侧活跃性龋损；（b）使用小棉棒涂抹SDF于龋损处；（c）30分钟后病损颜色变黑

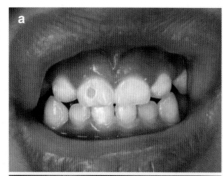
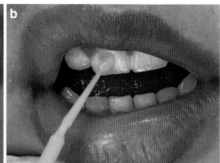
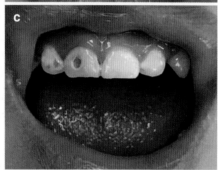

　　在临床或社区项目中决定采用SDF治疗时，口腔保健专业人员应充分了解SDF在龋病管理中的安全性和有效性相关的循证信息。通常使用SDF治疗的益处远远超过其可能产生的不良影响。使用SDF治疗应基于患者的患龋风险、患者和父母的偏好以及实施的可行性。同时还需要考虑龋损是否在口腔的美学区域以及父母对美学是否关注。如果口腔专业保健人员和相关的卫生保健工作者能够广泛使用SDF进行龋病管理，那么未经治疗的龋齿造成的沉重负担将大大减少。SDF的使用流程和需要的工具很简单，很容易在社区牙科服务中进行（图10.6）。因此，这将减少未治疗的龋齿对儿童的负面影响，尤其是那些难以获得常规口腔护理的儿童。总而言之，由于SDF安全、高效、低成本且易于使用，因此它是用于儿童龋齿治疗非常有价值的药物。

图10.6　使用SDF进行幼儿园的龋病管理

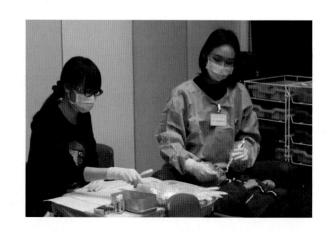

10.9　硝酸银

使用硝酸银（AgNO₃）抑制龋病进展的历史可以追溯到一个多世纪以前[59]。20世纪10年代，Howe在硝酸银中添加了氨，使其更有效、更稳定，可以作为抗菌剂治疗牙本质龋病和感染的根管[60]。自从20世纪50年代开始使用氟化物，以及局部麻醉技术的发展，减轻了口腔修复治疗期间的疼痛后，硝酸银的使用就停止了。最近美国重新引入了硝酸银的使用。推荐使用25%硝酸银溶液后，再使用5%NaF保护漆，并将其作为儿童龋病管理的非修复性方法。一项临床研究中，5000多名儿童的乳牙洞型龋损分别在起始期、2周、1个月、2个月和3个月时都使用了该方案治疗[61]。在该研究中，几乎所有接受治疗的活跃性龋齿都得以抑制，据报道这种治疗方法也得到了儿童和父母的普遍接受，并且减轻了儿童因看牙医而产生的焦虑。在一项随机临床试验中，发现在12个月的随访中，使用25%硝酸银溶液后，再使用5%NaF保护漆的防龋效果，与使用38%SDF治疗学龄前儿童乳牙洞型龋损的防龋效果相当[62]。由于SDF在许多国家尚不可用或未获批准，因此在这些地方将25%硝酸银和5%NaF保护漆组合使用，可作为控制低龄儿童龋的替代方案。

10.10　木糖醇

尽管木糖醇对变形链球菌具有抑制作用，但文献中很少报道木糖醇抑制儿童龋病的治疗作用[63]。在对6岁儿童乳牙进行的一项临床研究中，每天咀嚼3～5次不同类型的多元醇口香糖，每次5分钟[64]，发现在没有其他牙科治疗时，咀嚼木糖醇口香糖与乳牙龋齿的抑制有关。尽管如此，木糖醇在儿童中可能产生的不良影响仍令人担忧。另一项临床试验研究中，大约10%的学龄前儿童在咀嚼木糖醇口香糖后出现腹泻[65]。此外，向学龄前儿童推荐口香糖时，要特别注意窒息的风险。支持学龄前儿童使用木糖醇口香糖或锭剂来抑制牙本质龋损的证据有限[66]。

10.11　双氯苯双胍己烷（Chlorhexidine）（氯己定）

双氯苯双胍己烷（Chlorhexidine）具有预防和抑制龋病的潜力，目前有不同的配方和浓度（保护漆、凝胶、牙膏和漱口水）可供选择。最近的Cochrane评价根据8项关于双氯苯双胍己烷凝胶和保护漆的临床研究得出结论，双氯苯双胍己烷在降低青少年和儿童变形链球菌水平或预防龋病有效性的证据有限[67]。一项针对儿童的临床研究发现，联合使用双氯苯双胍己烷保护漆和氟保护漆可在3个月后更有效地增强白斑龋损的再矿化[68]。迄今尚无已发表的关于使用双氯苯双胍己烷抑制儿童乳牙牙本质龋的研究。

10.12　磷酸钙再矿化系统

酪蛋白磷酸肽-无定形磷酸钙（CPP-ACP）可以作为"储存池"，提供钙离子和磷酸根离子，缓冲菌斑的pH，并保持钙离子、磷离子相对于釉质的过饱和状态，最终增强牙齿的再矿化过程[69]。CPP-ACP可以被加入不同的产品中，例如口香糖或漱口水。一项临床研究指出，与其他不含CPP-ACP的无糖口香糖相比，含CPP-ACP的无糖口香糖可产生更大的再矿化作用[70]。在一项为期2年的针对学龄儿童的临床试验研究中，发现与对照口香糖相比，每天咀嚼3次含CPP-ACP无糖口香糖，可阻止邻面龋病的进展并增强对邻面龋病的抑制[71]。但另一项针对296名学龄前儿童的临床研究并未发现学生每天使用CPP-ACP牙膏对预防龋齿有重要意义[72]。最近的一项系统评价得出结论，CPP-ACP对早期釉质病变具有再矿化作用，但与氟化物的效果相比似乎没有显著差异[73]。目前尚无使用CPP-ACP抑制儿童洞型牙本质龋的临床研究。

10.13　思考

在许多国家和不发达地区，低龄儿童龋（ECC）的患病率和严重程度仍然很高。未经治疗的乳牙龋齿给卫生保健服务造成了沉重的负担。由于资源不足，特别是在贫困地区中，寄希望于单独使用传统修复方法来解决这一全球化的儿童口腔健康问题是不切实际的。使用含氟牙膏刷牙，提高口腔自我护理能力，可以产生良好的效果。然而，仅凭这一点不足以管理所有的ECC。有证据表明，使用氟保护漆预防新发龋病并减缓低龄儿童龋的进展是安全有效的。为了治疗已发生的牙本质龋，SDF是控制龋病进展和抑制儿童乳牙活跃龋的有效药物。SDF由于在预防、阻止牙本质龋方面具有安全性、可行性、效率和有效性，其可能会给儿童口腔科和社区牙科带来根本性改变，并且可能会成为21世纪突破性的牙科试剂。尽管治疗后牙齿被染黑是SDF治疗的常见副作用，但其无痛和无感染的健康益处远远超过了这种缺点，特别是在口腔修复保健条件有限的地区。无论使用哪种非修复性方法，良好的菌斑控制对于成功管理儿童龋病都是十分重要的。

（何舒　译　卢业明　审校）

儿童牙体修复材料
Restorative Materials in Pediatric Dentistry

第11章

Jonas A. Rodrigues，Luciano Casagrande，

Fernando B. Araújo，Tathiane L. Lenzi，

Adriela A. S. Mariath

11.1 引言

洞型龋损仍是当前备受关注的口腔健康问题，据世界卫生组织统计，全世界乳牙列患龋率为60% ~ 90%[1]。据估计，6.21亿儿童存在未治疗的乳牙龋损，这使乳牙龋病成为全球第十大最流行的疾病[2]。乳牙对儿童的发育至关重要，应尽一切努力尽可能长时间地保持乳牙的功能。如果治疗不及时，龋病会发生恶化，引发疼痛和感染，造成患儿不必要的痛苦及缺课[3]。有证据表明，未治疗龋齿的水平和人体测量指标（身高、体重、体重指数）之间存在着线性关系[4]。

此外，有充分证据表明，未治疗的龋齿会对儿童及其家庭口腔健康相关生活质量产生负面的影响[5-6]。从这个角度来考虑，充填治疗可恢复牙齿结构的完整性，减少深层牙本质龋损引发的疼痛，并有助于控制龋病进展。因此，口腔卫生专业人员需要对修复材料的类型做出明智的选择，对患龋儿童做出最适合的龋病管理。但是要做出这个选择并不是那么容易，因为在过去的10年里牙科修复材料有显著的发展，材料市场也有显著的拓宽。

11.2 用于乳牙的充填材料

用于修复乳牙的传统充填材料包括银汞合金（AMG）、传统玻璃离子水门汀（GIC）、树脂改良性玻璃离子水门汀（RMGIC）、高黏度玻璃离子水门汀（HVGIC）、复合体（CP）和复合树脂（RC）[7]。虽然银汞合金仍被认为是口腔修复的"金标准"[8]，但其应用已经逐步减少，主要原因在于汞的潜在毒性以及在洞型制备过程中需磨除更多的健康牙体组织[9]。因此具有粘接特性的充填材料得以广泛的应用，这类材料更符合微创牙科的理念，可满足患者的美学需求，还具有良好的操作性能及良好的功能[7]。

J. A. Rodrigues (✉) · L. Casagrande · F. B. Araújo · T. L. Lenzi · A. A. S. Mariath
Department of Surgery and Orthopedics, Faculty of Dentistry, Federal University
of Rio Grande do Sul, Porto Alegre, Brazil
e-mail: jorodrigues@ufrgs.br

尽管在临床实践中充填治疗很常见，但对于乳牙龋齿的治疗，并没有足够的科学证据指出哪种充填材料最好[10]。这项系统评价中仅纳入了3项"比较4种不同类型材料（冠修复、氧化锆冠和不锈钢冠、树脂改良性玻璃离子水门汀、银汞合金、复合体）"的研究。另一项最近的系统评价和Meta分析[11]评估了不同的应用于乳磨牙的传统修复材料的临床性能。与其他修复材料相比，传统玻璃离子水门汀用于充填乳磨牙时失败风险更大。传统GIC存在耐磨性低、挠曲强度差等缺点。鉴于玻璃离子水门汀易碎特性，在其原始成分基础上进行了改性，以改善其物理性能，也就是树脂改良性玻璃离子水门汀或高黏度玻璃离子水门汀[12]。

没有证据表明，在修复治疗中，复合体、树脂改良性玻璃离子、银汞合金和复合树脂，哪种材料更具有优越性[11]。因此，在临床决策中，对这些材料的选择将取决于医生的专业能力、个性以及患者的意愿。此外还应考虑美学要求、技术操作的友好度、龋活跃度、垫底材料、待修复的洞型等因素[13]。

在世界范围内，约25%病例最终选择了粘接类复合树脂作为修复乳牙的材料[14-15]。使用局部麻醉和橡皮障的情况下，树脂显示出了令人满意的效果。在乳牙𬌗面和邻𬌗面充填中，不管何种品牌的复合树脂[16]，均展示出了90%左右的成功率[16-17]。

为了减少传统充填治疗的操作时间，复合树脂材料领域的一个新概念应运而生[18]："大块充填"复合材料。这种材料可降低聚合收缩应力（复合树脂的主要缺点），在牙科市场影响力不断增强。"大块充填"复合树脂可"一站式"填入（最多4mm）待修复的磨牙，优化操作时间，并减少操作失误，尤其适用于儿童牙科临床。尽管如此，到目前为止还没有临床试验就大块充填复合树脂在乳牙中的性能进行评估。

讨论到粘接系统时，一项系统评价表明，与自酸蚀系统相比，酸蚀-冲洗粘接剂在乳牙中的性能更好[19]。但需要强调的是，这项系统评价只考虑了体外研究，对其结果的解读应谨慎。

目前还没有明确的乳牙使用粘接系统的操作说明，沿用的是与恒牙相同的操作。然而，与恒牙牙本质相比，乳牙牙本质在化学成分和微观形态上具有差异[20-21]，可能会对基顶粘接产生影响[22]。乳牙密度更大，牙本质小管直径也更大，导致管间牙本质中适用于用于粘接的面积减少[21]。化学组成上，矿物含量较低降低了乳牙牙本质的缓冲能力[20]，增加了乳牙牙本质对酸性溶液的反应性。因此，当按照与恒牙相同的粘接说明使用粘接剂时，乳牙牙本质中会产生较厚的混合层[23]和较低的粘接强度[22]。

缩短酸蚀-冲洗粘接系统在牙本质上的酸蚀时间是提高乳牙修复体粘接稳定性的建议之一。这一建议来源于良好的体外研究结果[24-25]。建议在使用粘接系统前使用35%～37%磷酸对牙本质酸蚀7秒[24-25]，对釉质的酸蚀控制在15秒。

最近出现了一种新型的单瓶粘接剂，即所谓的通用粘接剂或多功能粘接剂，为牙医提供了新的选择。牙医可依据临床场景决定使用哪一种粘接剂：酸蚀-冲洗或自酸蚀[26]。最近的一项随机临床试验[27]对一种通用粘接剂进行了评估：选择性去除乳磨牙龋组织后采用2种粘接剂方案，观察其18个月的临床表现。结果提示，自酸蚀和酸蚀-冲洗策略对通用粘接剂在乳磨牙中的临床效果并无影响，尽管自酸蚀策略有效果更优的趋势[27]。由于医生们越来越倾向于使用更加方便、临床步骤更少的方法，在儿童牙科中使用自酸蚀通用粘接剂是一个诱人的选择。因为相对于酸蚀-冲洗系统，它降低了技术敏感性和临床椅旁时间。

需要考虑的一个重要问题是，复合树脂材料的主要失败原因是修复体周围的继发龋[28]。因此，可以考虑使用其他修复材料。与RC相比，RMGIC修复体在预防继发龋方面的效果已得到证实[29]，推测原因可能在于玻璃离子材料对于氟的释放和摄取。但是，与其他玻璃离子材料相比，这种材料组成成分中含有树脂单体，有可能会增加对湿度的敏感。同时，在进行材料聚合固化时还需要使用光固化灯也属于RMGIC的缺点之一。

非创伤性修复治疗（ART）使用的HVGIC作为充填材料，在修复体边缘封闭的效果中也可以观察到类似的充填体边缘保护的趋势[30]。一项系统评价显示，对于乳牙的邻秴面修复，使用HVGIC进行的ART修复与使用RC或AMG的传统方法具有相似的生存率/成功率[31]。GIC的其他特性也可能促成了这种选择，例如，与釉质和牙本质的化学结合能力不明显的热形成或收缩，与牙髓和牙周组织的生物相容性，以及与牙齿结构相似的热膨胀系数[32]。

最近，一项基于临床的研究显示，AMG充填体的继发龋损率为30%，而GIC充填体仅为16%[33]。这个优势，再加上该技术几乎不需要局部麻醉并且无须橡皮障，提示HVGIC材料与部分去腐联合使用，是治疗乳磨牙洞型龋损的不错的选择。

现在也可以买到胶囊包装的GIC。尽管这些材料的成本稍高，但胶囊型除了可以避免术中剂量和操作的失误，还使操作更容易、更快速。

CP是在20世纪90年代研发的，用于克服传统GIC在操作和机械性能方面的问题，同时保留了氟的释放能力。与GIC不同的是，CP的成分中不含水。该材料为含有一些GIC成分的聚酸改良型RC。考虑到CP的美学价值和其操作简便的特性，可以用于儿童牙科[7]。然而，这种材料在许多国家都没有，例如巴西。此外，在预防儿童新发蛀牙方面，CP对乳牙的修复治疗并不比AMG更有效[34]。

11.3　乳牙龋的冠修复

乳磨牙的冠是预制的，有各种大小型号和不同的材料，可以用于龋齿或有发育缺陷的牙齿。乳磨牙冠可完全由不锈钢制成（称为"金属预成冠"或PMC），也可为了改善美观，唇侧辅以白色贴面覆盖或整体均由白色陶瓷材料制成。大多数情况下，需在局部麻醉下进行常规牙体预备，方便牙冠就位。

冠修复的适用范围包括牙髓治疗后的乳磨牙、龋损严重或牙体崩解严重的乳牙。不过，在临床中进行冠修复的牙医仍然还是少数[35]。

在应用Hall技术（HT）时，使用GIC材料将金属预成冠粘接于龋损牙齿，不需要局部麻醉，无须去除龋损组织，无须牙体预备。冠修复后可对致龋生物膜进行有效封闭[36]，阻止龋病进展。研究报道指出，Hall技术的成功率很高，1年时为98%[37]，48个月时为95%[38]（见第13章）。

一项回顾性研究[39]显示，在3年的随访中，全身麻醉下使用不锈钢冠治疗低龄儿童龋的留存率优于复合树脂充填体。此外，氧化锆冠也显示出了较好的临床满意度和非常高的家长接受度[40]。最近的一项系统评价[35]对适用于乳牙修复的各种类型预成冠的临床效果和安全性进行了研究，研究中将预成冠与传统充填材料、其他类型冠或其他冠修复方法、非充填性龋治疗或姑息不治疗方式进行了比较。尽管纳入的研究存在很高的偏倚风险，但数据仍然显示，与充填修复相比，预成冠修复的牙齿远期更不容易发生牙髓病变（疼痛和脓肿）。此外，与充填治疗相比，使用Hall技术可减少治疗时的不适。关于非修复性龋病治疗与冠的比较，以及金属冠与氧化锆冠的比较，资料尚不足。以后需要进一步研究评估相关结果，如修复失败或再治疗的时间、患者满意度以及所需费用。

11.4　思考

毫无疑问，修复治疗在恢复功能、美观性以及促进患儿/家庭对菌斑生物膜进行控制方面发挥着重要作用，但疾病治愈不能仅仅归功于修复治疗，我们还需考虑病因的控制。此外，修复体在口腔环境中暴露于不同来源的应力下，这些应力会使表面降解，从而限制了使用的寿命。修复失败后重新修复，意味着需要进一步去除牙体组织，导致修复循环重复。

与患者相关的因素，如龋风险因素和社会经济因素，也有可能会影响修复体的留存率[41]。修复面的数量、是否有过牙髓治疗以及是否标准使用含氟牙膏等都是需要关注的特征，这些特征会决定修复治疗的时间[41-43]。因此，修复策略以及材料的选择需要同时考虑患者的龋活跃度、当下的需求以及患者所能接受的牙科治疗理念。

（刘晓静　译　许文霞　审校）

非创伤性修复治疗
The Atraumatic Restorative Treatment

第12章

Daniela P. Raggio，Isabel C. Olegário，Tamara K. Tedesco，
Ana L. Pássaro，Mariana P. Araujo，
Nathália de M. Ladewig

12.1　引言

  非创伤性修复治疗（ART）最初出现于20世纪80年代中期的坦桑尼亚。由于该地区没有电、自来水以及传统牙科设备等，一些治疗患龋牙齿的技术也就无法开展[1]。在ART技术应用之前，贫困地区人群的龋病往往会因为得不到妥善治疗而进展，最终只剩下唯一的选择——拔牙[2]。

  ART技术包括以下两种：第一种，对易患龋或已有非洞型龋损的窝沟进行窝沟封闭；第二种，仅使用手用器械去除脱矿牙本质并使用粘接性材料修复龋洞，目前使用的粘接材料为高黏度玻璃离子（ART修复体）[3-5]。与传统充填方式相比，ART的优势之一在于成本低且容易实施[6-7]。此外，由于很少需要使用局部麻醉，对于患者来说疼痛更少，舒适度更佳[7-9]。

  虽然ART最早是在中低收入水平国家进行的龋损治疗，但如今其应用已遍及世界各地[10]，既包括公共口腔卫生系统，也包括私人诊所[1]。经过多年的发展和改进，ART已被认为是一种可靠的治疗方法，并且符合微创牙科学（MID）的概念[1,10]。通过减少对健康牙齿组织的去除以及使用粘接性修复材料，ART的洞型预备可比传统技术更保守，从而可使用更小的修复体[11-13]。

12.2　ART技术

  本技术遵循Frencken等[7]提出的准则。

D. P. Raggio (✉) · I. C. Olegário · A. L. Pássaro · M. P. Araujo · N. d. M. Ladewig
Orthodontics and Pediatric Dentistry Department, Dental School, University of São Paulo,
São Paulo, Brazil
e-mail: danielar@usp.br
T. K. Tedesco
Orthodontics and Pediatric Dentistry Department, Dental School, University of São Paulo,
São Paulo, Brazil
Ibirapuera University, São Paulo, Brazil

© Springer International Publishing AG, part of Springer Nature 2019
S. C. Leal, E. M. Takeshita (eds.), *Pediatric Restorative Dentistry*,
https://doi.org/10.1007/978-3-319-93426-6_12

12.2.1　器械和材料

ART技术仅需要手动器械，如口镜、牙周探针（WHO球形工作端）、镊子、釉质凿（Dental hatch）、中号和小号挖匙、调拌刀和充填器。ART使用的耗材包括手套、棉卷和棉球、高黏度玻璃离子（粉液型或胶囊型）、聚丙烯酸预处理剂、凡士林、楔子、成型片和洁净的水。必要时也会需要局部麻醉。

在传统牙科诊所环境中，保持患者和医生的体位并不困难，但在其他环境中，就会遇到各种特殊难题。在诊所外环境中进行治疗时，通常使用的是桌子或便携床。可在患者的脖子后方放置一个小枕头，让患者更舒适，医生坐在桌子的侧方。

12.2.2　ART

首先用牙刷或棉球清洁牙面，去除菌斑。洁净的牙面有助于提高牙齿的可视度，以便观察到无基釉和病变确切的延展范围。水分会影响到材料的粘接，所以必须用棉卷对将要治疗的牙齿进行隔湿。

如果龋洞的洞口太小，需要借助釉质凿在洞口前后旋转，去除无基釉以扩大龋洞入口。然后，使用挖匙去除感染的牙本质（软腐区），如果存在菲薄的无基釉，也应一并去除。釉牙本质界处的龋损组织必须得以彻底清除，显露出健康的组织，这样才能获得良好的粘接效果，保证龋洞的密封，避免龋病进展。洞底去腐时则需要非常小心，只去除软腐，避免露髓。

在去除龋损组织的过程中，若龋洞较深，可留下洞底的软化牙本质，以避免露髓。但周围的牙本质（釉牙本质界）龋损应去除干净，以确保并提高材料在健康牙本质中的粘接效果。因此，按照选择性去龋的概念，当达到硬化牙本质时就应该停止去龋。去龋步骤完成后，在龋洞和牙齿船面使用牙本质处理剂（可使用小毛刷或小棉球蘸取涂布）处理10~15秒，以去除挖匙去腐过程中产生的玷污层，从而增加玻璃离子水门汀的粘接强度。预处理过的表面，必须依次用3个湿棉球进行清洗，然后再用3个干棉球进行干燥。ART技术同时需要对点隙和窝沟进行封闭。用牙刷或棉卷清洁窝洞后，使用下述相同的方法填入玻璃离子水门汀。在填入前高黏度玻璃离子水门汀需要调拌，如果是粉液型，调拌时需谨遵生产制造商提供的说明指导，不应改变粉液比例；如果使用的是胶囊型玻璃离子，必须在胶囊激活和混合后立即将材料充填入窝洞中。

借助充填器的平头末端进行填压，让混合好的玻璃离子水门汀贴紧洞壁，减少气泡的产生，因为气泡会影响GIC的强度。胶囊型GIC自带充填端，使用时要注意将充填端插入洞底以避免产生气泡。充填时稍过充一点，溢出的玻璃离子可以封闭龋洞周围的窝沟点隙。

用手指蘸取凡士林，轻压充填材料约40秒。凡士林除了可以避免GIC粘在手套上，同时也可以避免玻璃离子材料脱水收缩以及接触口腔环境中水分而对强度造成影响。蘸取凡士林轻压材料的手指要注意从牙体侧面移开，而不要沿牙轴方向直接抬起。溢出的多余GIC很容易被去除（图12.1）。

用咬合纸检查咬合。用挖匙或者雕刀将多余的材料去除，通常也会进行一些细微的调整。再次在充填体上涂抹凡士林，重新检查咬合并且调整，直到患者感觉舒适。最后再次涂布凡士林。一些GIC品牌有可替代凡士林的光固化涂层产品。必须告知患者1小时内禁食。

整个操作过程中，术者应该确保隔湿效果。隔湿棉卷被唾液浸湿后应立即更换。邻面的龋损，必须使用楔子和成型片恢复牙齿正确的外形和接触区（图12.2）。

图12.1 粉面ART修复：（a）
粉面龋洞；（b）使用挖匙去
除软腐；（c）混合调拌粉液
型GIC；（d）调拌结束准备放
入窝洞中；（e）将GIC放置于
窝洞以及窝沟；（f）用涂布凡
士林的戴手套的手指按压GIC
充填后的牙面；（g）去除多
余GIC后使用咬合纸进行咬合
检查；（h）所有修整完成后
的牙面

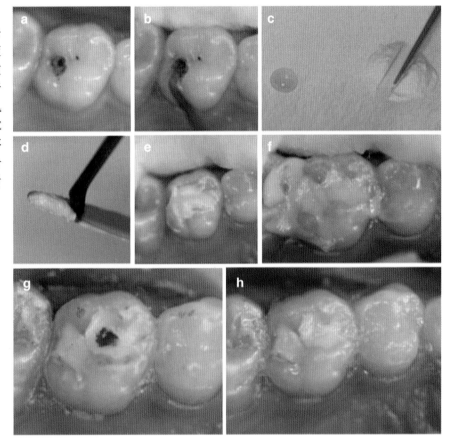

图12.2 邻粉面ART修复：（a）
第二乳磨牙近中邻粉面龋；
（b）去除龋损组织以及无基
釉；（c）去除龋损组织后，
放置楔子以及成型片；（d）
使用预处理剂处理窝洞10～15
秒；（e）湿棉球清洗窝洞；
（f）干棉球干燥牙齿；（g）
使用HVGIC；（h）用戴手
套的手指蘸取凡士林并按压
HVGIC；（i）手指拿开完成
修复；（j，k）检查咬合；
（l）所有修整完成后的牙齿
（Courtesy：Dr Leal SC and
Takeshita EM）

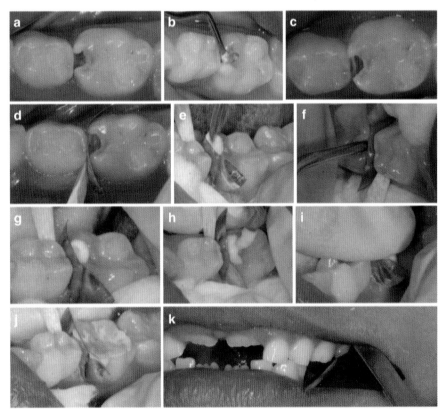

图12.2（续）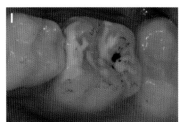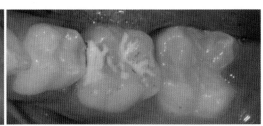

12.3 ART的留存率

一直以来，ART都被视为一种有效、微创、有循证依据的龋病管理的替代方案。ART充填体的留存率可与银汞合金以及复合树脂材料相媲美[14-15]。相比于传统治疗方式，ART的舒适度、接受度以及费用对于儿童、家长以及牙医来说都更具优势[16]。从这个角度出发，ART不再仅仅是一个备选方案，而是成为儿童口腔的首选治疗方法，对于单面龋损来说更是如此。

目前的证据表明，在超过6年的观察时间段内，使用HVGIC/ART修复各种类型的乳牙龋、恒牙龋，其失败率并未高于银汞合金充填，而是与其持平[17]。

有研究表明，尽管邻𬌗面洞修复体的留存率较单面洞低[14]，但一项最新的系统评价表明ART修复与传统治疗相比有着相似的留存率，可被作为乳磨牙邻𬌗面龋修复的备选方法[15]。

我们比较了树脂类窝沟封闭剂和ART窝沟封闭剂的部分留存率以及完全留存率，结果提示ART的结果较低[18]。然而，对窝洞或者牙齿表面进行封闭的主要目的是为了避免龋病进展到牙本质。当我们考察这两种封闭剂预防牙本质龋病进展率时，二者则无明显差异[17]。ART/GIC封闭多用于正在萌出的磨牙，这种情况下很难隔湿，与疏水的树脂材料相比，亲水的GIC不需要使用橡皮障隔湿。

12.4 患者报告结果与ART

从患者角度出发是医疗保健领域新兴的研究衡量标准，确保在医疗决策制订中个体的参与度[19-20]。把患者的核心关切点作为重点，就更可能充分利用治疗方法的优势以及避免治疗方法的缺陷[21]。当前有3种方法用于评估患者对健康干预的倾向，这3种方法分别是：外部观察法、委托评测法、由患者报告结果评估（PROM）。

外部观察法由术者或外部研究人员实行，通常涉及行为评估[6,22-23]。虽然这种评估是以患者为中心的，但患者并没有直接参与治疗影响分析。使用委托评测法时也会发生同样的情况，只不过评测是由代理人完成的，如父母、法定监护人、照护人。虽然它不是评估患者观点最可靠的方法[24]，但有时它是唯一可用的方法，例如年龄非常小和/或有特殊需求的患者。最后一种，由患者报告结果评估（PROM）是对患者自身报告的健康状况进行评估，不需要观察者的中转阐释。PROM可以确保研究的问题能得出一个全面而有意义的结论[25]。在口腔防护方面，提供高质量的治疗与患者看牙时应对焦虑以及配合临床所需要的能力有直接的关系[26]。PROM在儿童口腔诊疗中也发挥了重要作用，因为童年不愉快的牙科经历会对成年产生影响[27]，导致患者的恐惧[28]，甚至对治疗抗拒回避[29]。

由于ART不使用局部麻醉注射器，也不使用高速涡轮，而这些工具往往都是与牙科治疗消极情绪有关的诱发因素[30]，所以ART被认为是一种对患者友好的替代方案。为了更好地了解ART对患者牙科体验的影响，学者们已经开展了一些研究。为了采用这些研究中最可靠的结果，本章节中主要聚焦于PROM方法。最常见的研究指标包括不适、焦虑、疼痛和生活质量。

就不适感而言，ART最常被拿来与使用涡轮器械[31-34]和/或局部麻醉[32]的治疗方法相比，患者一致认为ART是最舒适的方法。当研究没有对照组时，ART也同样被描述为一种不适感极低的方法[35-36]。关于疼痛方面也有类似的结论。据报道，使用涡轮器械治疗比ART治疗的疼痛感更强[37-39]。然而，将ART与喷砂去龋制洞法比较时，并未发现二者的差异。这两种方法都可认为是无痛治疗[39]。

最近一项关于患儿在充填治疗中焦虑情绪的系统评价表明，没有发现ART和传统治疗的区别[40]。不过由于符合纳入标准的文献数量较少，分析的研究数量不足。相关信息缺乏以及研究方法的严谨与否也是一个重要的限制因素。需要强调的是，尽管有这样的比较结果，我们仍然认为，在所有研究中ART都能降低孩子的焦虑程度，证明了它是一种对患者友好的治疗方法。

关于生活质量，大多数研究仍然使用委托评测法，大部分由家长代为完成[41-42]，而不是PROM[43]。不管使用哪种评测方法，均提示了ART对于患儿生活质量的积极影响。

在文献中还可以找到其他的研究结果，如治疗方案的接受度[22,44-45]、可行性以及感受满意度。ART在这些方面都显示出了积极的影响。

12.5　思考

- ART是一种治疗乳牙以及恒牙龋病的安全有效的方法。
- 与多面洞相比，单面洞修复体的留存率更高。然而与传统治疗相比并无差别。对于需要修复治疗的患儿和焦虑的患者，ART不失为一种治疗替代方案。
- 现在，ART可以在任何治疗环境下得以应用：学校、医院和/或牙科诊所。

（齐鹤　译　齐帅　审校）

Hall技术
The Hall Technique

第13章

Ruth M. Santamaría，Christian H. Splieth，

Mark Robertson，Nicola Innes

13.1　引言

　　Hall技术是一种有效的乳磨牙龋病管理途径，使用Hall技术不需要去除任何龋损组织，直接使用金属预成冠（PMC）对龋损进行封闭即可。这项技术是基于生物学中的龋病控制理念，将龋损组织和致龋生物膜与口腔环境隔离，从而在牙齿水平改变龋病的进展过程及其生物膜活性。Hall技术适用于乳牙龋病治疗，并且已经在不同的儿童口腔诊疗场景中成功应用（图13.1）。

　　Hall技术的主要特点是：

- 不去除任何龋损组织。
- 使用玻璃离子水门汀（GIC）粘接金属预成冠（PMC）以对龋损组织进行封闭。
- 不需要局部麻醉。
- 不进行牙体预备。

图13.1　65Hall技术修复前（a）和放置预成冠后（b）即刻照

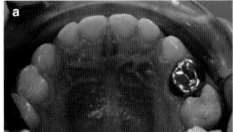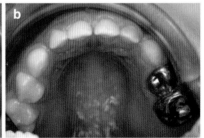

R. M. Santamaría (✉) · C. H. Splieth
Department of Preventive and Pediatric Dentistry, Faculty of Dentistry, Ernst Moritz Arndt
University of Greifswald, Greifswald, Germany
e-mail: ruth.santamaria@uni-greifswald.de
M. Robertson · N. Innes
Department of Paediatric Dentistry, School of Dentistry, University of Dundee, Dundee, UK

© Springer International Publishing AG, part of Springer Nature 2019
S. C. Leal, E. M. Takeshita (eds.), *Pediatric Restorative Dentistry*,
https://doi.org/10.1007/978-3-319-93426-6_13

13.1.1　将龋损组织留在牙齿内可行吗?

过去，完全去除龋损组织再进行修复，被认为是治疗龋病的标准方法。但近几十年来，人们对于龋病进展以及龋病管理方式的认识都发生了翻天覆地的变化[1-2]。

龋病不再被视为一种感染性疾病，它是由口腔生物膜组成和活跃程度介导的一种生态失衡的结果，并可被诸如频繁摄入碳水化合物等引起[3]。为了有致龋活性，生物膜需要一个隐蔽的微生态位或所谓的停滞区（例如，窝沟、接触点下方的区域等）。这些区域比较隐蔽，随着时间的进展，菌斑在"受保护"状态下逐渐成熟，产酸菌成为菌斑中的优势菌，pH下降使羟基磷灰石变得可溶解，釉质表面因为矿物质的溶解而形成微孔。这种失衡状态如果不进行干预，生物膜的状态未得到改变，矿化失衡未得到逆转，龋病就会从釉质的表面开始继续进展，逐渐达到更深层的牙本质，形成龋洞。龋病进展的速度取决于多种复杂因素，不过这种动态的特征也使龋病在病变发展的任何阶段都可以受到影响和控制[4]。

Hall技术通过封闭龋损，将龋损与口腔环境分隔，阻断细菌营养所需重要基质的来源，从而控制生物膜的生态环境。有充分证据表明，如果可以有效地将龋损与口腔环境分隔，那么活跃的致龋微生物将大幅减少[4-5]。另外，也几乎没有证据证明，进行修复前必须去除牙本质，或者保留感染牙本质会导致龋病进展[6-7]。

13.2　相关背景和依据

第一份有关Hall技术的文献是发表于2007年的一项回顾性研究[8]。这项研究对一名来自Aberdeen/Scotland的全科牙医Norna Hall的治疗记录进行了分析。Hall医生在过去数十年中成功地使用金属预成冠（PMC）对龋损的乳磨牙进行了修复。不过她并没有使用标准治疗技术，而是使用了一种简化的方法，也就是现在的Hall技术。这项回顾性研究对259名儿童，共计978颗预成冠进行了研究，其中大多数使用预成冠修复的牙齿其邻面龋损已达牙本质层，边缘嵴已发生崩解。3年内留存率（不需要拔牙且牙冠未脱落的概率）为73%，5年为68%。避免发生拔牙结果的概率则分别为86%（3年）和81%（5年），与文献中传统修复体的数据大致相当。在不同国家和不同实验条件下，使用随机临床试验又对Hall技术的有效性进行了进一步评估，表13.1针对这些研究进行了整理总结。

此外还有一些与以上研究可相互验证的其他研究。一些回顾性研究[14-16]对Hall技术术后1.5～5年的成功率进行了评估，结果显示Hall技术成功率较高（＞95%），与传统冠修复类似。这些研究中，Hall技术的成功率都很高，不受研究类型（回顾性研究或前瞻性研究/观察性研究或随机对照试验）、实验设计（一级预防或二级预防）或地理位置（澳大利亚、比利时、巴西、智利、德国、印度、荷兰、新西兰、阿联酋、英国和美国）等因素而产生影响。这可能也是Hall技术得以快速传播、在乳磨牙龋病管理中被大量应用的原因[17]。

表13.1 4项关于Hall技术及其对照组的随机对照试验的成功率

研究文献	国家和研究背景	年龄段（岁）	样本量	对照组别	结果 成功率[a]	不完全失败率[b]	完全失败率[c]
Innes等[8-9]	英国在NHS执业的牙医 龋损：䶅面、邻面	3~10岁 平均6.8岁 标准差1.58	66名儿童/132颗牙齿（自身对照设计）HT=132 CR=132	Hall技术 / 根据临床医生喜好，去腐部分去腐、修复	2年：93% 5年：92% / 2年：39% 5年：41.5%	2年：5% 5年：5% / 2年：46% 5年：42%	2年：2% 5年：3% / 2年：15% 5年：16.5%
Santamaria等[10-11]	德国医院内的专家 龋损：邻面龋洞	3~8岁 平均5.6岁 标准差1.5	169名儿童颗牙齿 HT=52 NRCC=52 CR=65	Hall技术 / 去净腐质，复合体修复 / NRCC	1年：98% 2.5年：92.5% / 1年：71% 2.5年：67% / 1年：75% 2.5年：70%	1年：2% 2.5年：5% / 1年：20% 2.5年：24% / 1年：17% 2.5年：21%	1年：0 2.5年：2.5% / 1年：9% 2.5年：9% / 1年：8% 2.5年：9%
Narbutait等[12]	立陶宛共和国医院内的专家 龋损：邻面龋洞	3~8岁 平均5.69岁 标准差1.23	122名儿童颗牙齿 HT=35 NRCC=35 CR=52	Hall技术 / 根据临床医生喜好，去腐、修复 / NRCC	1年：94% / 1年：73% / 1年：47%	1年：0 / 1年：16% / 1年：35%	1年：6% / 1年：12% / 1年：18%
Araujo等[13]	巴西专家和在校卫生实地调查 龋损：邻面龋洞	5~10岁 平均8.08岁 标准差1.11	131名儿童颗牙齿 HT=66 ART=65	Hall技术 / ART	1年：98.5% / 1年：58.5%	— / —	— / —

HT，Hall技术；NRCC，未行修复龋病管理；CR，常规修复；ART，非创伤性修复治疗

[a]成功：没有完全失败或不完全失败的情况出现

[b]不完全失败：出现可逆性牙髓炎即可治疗，无须牙髓切断术或拔除即可治疗；修复体脱落；需要干预的牙折或崩损

[c]完全失败：出现不可逆性牙髓炎或出现脓肿，需要活髓切断术治疗；牙齿无法再进行修复

13.3　技术接受度

理想的"对儿童友好"的乳牙龋齿治疗，应该在控制龋病的同时，不会对儿童造成任何的疼痛或不适，因为疼痛、不适感会直接影响到儿童在治疗中的行为表现[18-20]。与其他治疗方式相比，Hall技术在儿童疼痛感和行为表现情况方面显示出了良好的效果。Santamaria等[21]的研究也表明，接受常规充填治疗的儿童明显比接受Hall技术治疗的儿童表现出更多的消极行为（37%vs13%）。此外，Hall技术在医生和家长中的接受度也比较高。Innes等[8]的研究显示，与传统充填治疗相比，81%的医生和83%的家长都表示更喜欢Hall技术。与这一研究类似，Santamaria等[21]的研究也指出，由于Hall技术操作相对简单，超过3/4的医生（77%）更看好Hall技术，而传统充填治疗仅获得50%的支持率。

注重美观的父母/照护人可能会介意金属预成冠的外观问题。不过，英国的一项研究指出，很少有家长提出介意PMC的外观（约5%）[22]。与其他常用的修复材料相比，儿童似乎也更喜欢PMC的外观[23-24]。

人们普遍认为儿童在治疗期间的行为表现是影响医生操作的关键因素。与儿童年龄有关的配合能力、操作时间以及修复时对患者配合度需求的增加（主要发生于树脂充填修复中）都会影响儿童治疗过程中行为表现。Hall技术可能并不适用于每颗牙齿、每名儿童、每名家长或每名医生，但它确实显著减少了一些与治疗相关的阻碍，为医生和患者提供了一种简单有效的治疗选择，减少了因治疗引起的焦虑，有利于后续引导患者配合治疗。

> Hall技术的使用减少了治疗过程中的疼痛和不适感，有助于缓解焦虑、建立信心，帮助医生与孩子建立更好的关系。

13.4　成本效益

学者们利用模型对治疗无症状乳磨牙龋损时使用Hall技术和其他治疗方式（传统充填和牙髓切断术）的成本进行了比较。分析结果表明，Hall技术的成本效益最高[25]，每年的费用为9.77欧元（1欧元≈7.14人民币），而常规充填治疗的费用为13.31欧元，即刻牙髓切断术的费用则为11.75欧元。

Hall技术可以降低潜在的治疗成本（例如，避免重复治疗），这对医疗保险也可能有益。

13.5　适应证

一般而言，身体健康的儿童都可以采用Hall技术治疗无临床症状的乳磨牙牙本质龋，但只有在进行详细的临床检查后，才能决定是否使用Hall技术。由于Hall技术不去除任何龋损组织，因此在临床检查中怀疑牙髓受累的牙齿，不应使用此技术进行治疗。此外，患牙牙冠应有足够的牙体硬组织以支持预成冠的固位，X线影像中（如果可以拍摄X线影像的话）患牙的根分叉区域和根尖周区域不应出现根尖周病理变化。龋病进展最内层和牙髓之间，如果存在牙本质桥（至少1mm厚）（图13.2）似乎利于Hall技术治疗的成功[26]。毫无疑问，使用基线X线影像对牙体硬组织的厚度以及根分叉/根尖周病理情况进行评估，确实可以辅助做出临床诊断，但是，也有一项对Hall技术有效性进行评估的临床研究并未拍摄初始X线影像（因为这项研究是在学校进行的）。和其他研究相比，这项研究在1年随访中，仍显示出较高的成功率（>95%）[13]。在另一项研究中，仅选择了有邻𬌗面龋损、未出现不可逆性牙髓炎症状、医生检查龋损未达牙髓的牙齿进行冠修复，1年后其成功率为98.5%[13]。

在患者层面，Hall技术特别适用于以下情况：
- 对特定恐惧源焦虑的儿童（例如，注射、使用高速手机）。
- 对传统修复治疗过程配合度中等的儿童。
- 行为异常（例如，注意力缺陷多动症）和注意力集中时长有限的低龄儿童。
- 提高患者配合度、建立其信心的替代疗法。

但是，Hall技术不应该成为不配合儿童乳磨牙龋病的快速解决方案。儿童完全不配合，会有误吸或误咽牙冠的风险，属于Hall技术的禁忌证。另外，有感染性心内膜炎风险的儿童或免疫功能低下的儿童，也不建议使用Hall技术。表13.2列为Hall技术有关的适应证和禁忌证。

图13.2 （a）84和85远中邻𬌗面龋损较大，无临床症状，未见根间病变。84龋损范围的扩展使其难以通过粘接修复材料获得良好的封闭效果；（b）85近中邻𬌗面龋，无临床症状，可见龋损和髓腔之间存在正常牙本质

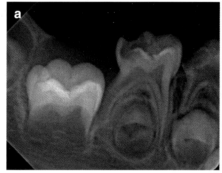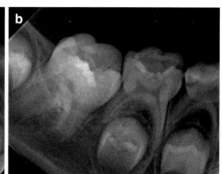

表13.2 Hall技术的适应证和禁忌证

适应证	禁忌证
无临床症状的乳磨牙邻面龋、涉及多个牙面的乳磨牙龋（形成或未形成龋洞、活跃龋或静止龋[a]）	出现不可逆牙髓炎症状或脓肿/瘘管
在患者无法接受常规修复治疗情况下，无症状的乳磨牙𬌗面龋（Ⅰ类洞）（形成或未形成龋洞、活跃龋或静止龋[a]）	影像学显示牙髓受累或根尖周出现病理变化
乳磨牙釉质发育不全	缺少足够的牙体组织维持牙冠固位
患有无症状的乳磨牙龋（无论哪个牙面受累）的高龋风险患者	非典型的牙齿形态，预成冠的形态可能与之不匹配

[a]是否使用Hall技术治疗静止龋（伴或不伴有龋洞），应基于患者龋风险因素、龋活跃度、依从性以及治疗是否对患者有益综合考虑

13.6 器械材料

Hall技术使用的器械和耗材，在日常接诊中都很常见，例如口镜、挖匙、棉卷等。表13.3中为治疗必需的器械和材料。

表13.3 Hall技术操作所需的器械和材料

材料	注解
口镜、直探针、挖匙	
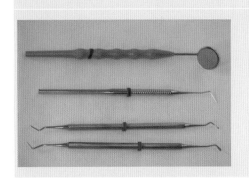	（a）如果放置了正畸分牙圈，可以使用直探针或挖匙去除，挖匙也可用于取下预成冠或去除多余的玻璃离子水门汀
牙刷或抛光刷	
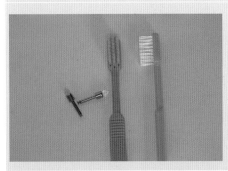	（b）用于粘接牙冠前清洁牙齿
Heidemann充填器和玻璃离子水门汀	
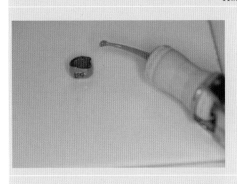	（c）使用Heidemann充填器（或者其他品牌充填器）将光固化粘接剂填入预成冠中，也可以使用手调的玻璃离子水门汀
不锈钢预成冠	
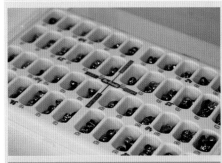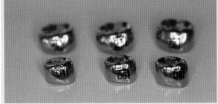	（d）预制冠很适合在Hall技术中，使用所有牙冠尺寸都应备齐（1~7号），最常用的是4~6号

材料	注解
正畸弹性分牙圈和牙线 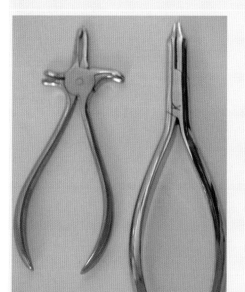	（e）在紧密的邻接区，获得一些近中/远中间隙
带环修整型钳	（f）主要用于乳磨牙邻面龋导致近远中间隙丧失时，对预成冠进行调整

13.7　Hall技术的优点

- 没有暴露牙髓或刺激牙髓的风险。
- 患者对治疗的依从性较高。
- 可以减轻治疗期间的焦虑感，这一点对于配合能力有限的儿童来说特别重要。
- 治疗时间短。
- 不需要使用儿童较为抗拒的局部麻醉。
- 患者、家长、儿童普遍接受。
- 临床治疗效果佳，尤其对于乳磨牙邻面龋或乳磨牙多面龋。
- 与传统治疗相比具有较高的成本效益。

13.8　Hall技术5步法

Hall技术的操作本身并不复杂，医生很容易熟练掌握，具体只需要5步就可以完成（图13.3）。

但是，操作前一定要牢记前文提到的适应证，从临床检查和影像学上，仔细斟酌Hall技术是否适用于面前的这位患者和这颗牙齿。

如果想要治疗成功，还需要对患者良好的管理，并获得父母的配合。常见的儿童行为管理技巧都可以使用：例如，用TSD的方法向孩子介绍治疗的过程，把预成冠比喻成"一个闪亮的头盔，就像士兵需要戴着它保护头部一样"，或者把冠比喻成"一个价值连城、闪闪发光的公主皇冠""一颗会发光的牙齿"或者"钢铁侠牙齿"。还可以给患者一个备用冠把玩。所有上述这些方式都需要配合语言对儿童进行强化，同时也需要向家长讲解Hall技术的一些特点，例如，操作中不去除龋损组织、治疗后可能增加咬合垂直距离（OVD）等。

图13.3　Hall技术5步法流程图

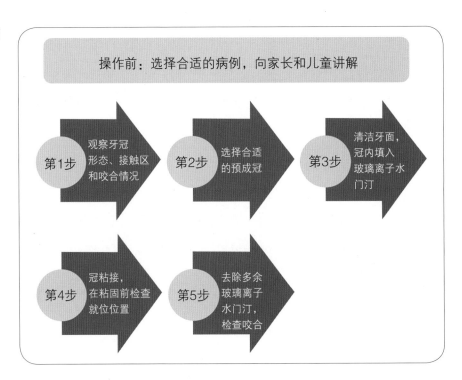

操作前：选择合适的病例，向家长和儿童讲解

第1步　观察牙冠形态、接触区和咬合情况

第2步　选择合适的预成冠

第3步　清洁牙面，冠内填入玻璃离子水门汀

第4步　冠粘接，在粘固前检查就位位置

第5步　去除多余玻璃离子水门汀，检查咬合

13.8.1　第1步：观察牙冠形态、接触区和咬合情况

牙冠的形态决定了是否可以进行Hall技术治疗。异常的牙齿尺寸和形态可能会增加医生操作的难度。邻面龋边缘嵴崩解时会导致邻牙移位、近远中间隙变小，也会造成牙冠就位困难。医生需要修整预成冠的边缘，以适应邻牙的外形高点（图13.4）。

图13.4　（a）84发生了远中移动，近远中间隙丧失，用于放置预成冠的间隙较小；（b，c）用带环修整钳调整间隙丧失侧的预成冠边缘，使其形成凹面，以适应邻牙邻面的突出形态

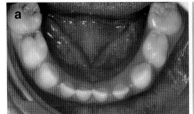
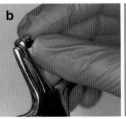
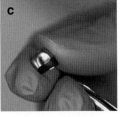

除了牙冠的形态，还应该仔细评估待修复牙齿的接触区。如果邻间隙丧失，会导致Hall冠就位困难，但是在各个牙齿边缘嵴都完好的Ⅰ型牙列中，预成冠则可以顺利戴入。对于邻接紧密的牙齿，有必要使用正畸分牙圈创造间隙，在带冠前放置分牙圈2～3天，取出分牙圈后应立即戴冠（图13.5）。

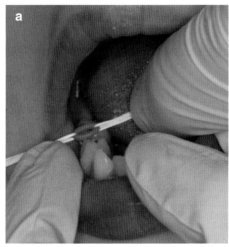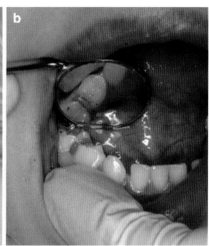

图13.5 （a）使用2根牙线牵拉正畸分牙圈，放置于84；（b）分牙圈放置于2颗牙邻接区后即刻照

由于没有进行牙齿预备，带冠后可能会出现咬合垂直距离（OVD）增加，因此在治疗前应告知家长、孩子，治疗后有可能会出现牙冠"咬起来高高的"感觉，但是可以放心，这种情况并不会引起疼痛。

13.8.2 第2步：选择合适的预成冠

选冠时，应该选择能就位、能包绕整个牙齿的最小尺寸的预成冠。试冠时，医生应能感觉到轻微的"回弹"（图13.6）。在试冠阶段（进行粘接前），不要让预成冠越过接触点完全就位，防止取下时难度加大。另外，如前文所述，可以在带冠前2～3天在邻间隙放置正畸分牙圈，以方便冠的就位。

操作时必须注意气道保护。应该让儿童直立就座，这样即使牙冠脱落，也只会落在口底，避免掉入气道。

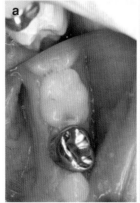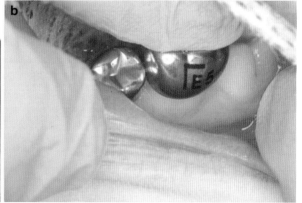

图13.6 （a）75近中邻𬌗面龋；（b）选择合适型号的预成冠

13.8.3 第3步：清洁牙面，冠内填入玻璃离子水门汀

戴冠前需要清洁牙面并对预成冠进行干燥。用抛光刷或牙刷清除牙面上残留的菌斑，用三用枪或棉

卷干燥牙面。将粘接用玻璃离子水门汀填入预成冠，填入体积约为预成冠容积的2/3，确保将预成冠的内表面全部覆盖（图13.7）。填入时注意避免玻璃离子水门汀中出现气泡和间隙。

图13.7 （a，b）在冠内填入粘接用玻璃离子水门汀（至少达到预成冠容积的2/3）

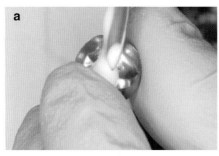
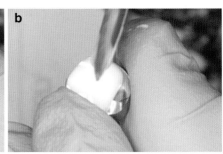

13.8.4　第4步：冠的粘接，在粘固前检查就位位置

将预成冠放置在牙齿上方，垂直向下按压使其就位（图13.6b）。医生用手指按压使冠在牙齿上均匀就位，位于接触点中间。就位后，多余的玻璃离子会从边缘溢出（图13.8）。医生应在牙冠就位后以及玻璃离子水门汀凝固前，要求患者张嘴，对牙冠位置进行复查，去除多余的玻璃离子水门汀。如果预成冠没有完全就位，应用挖匙快速将其取下。

此时还可采用另外两种方法进一步加强预成冠的就位：要求儿童咬住预成冠，或医生用手指向下按压。通常这两种方法可以双管齐下。

如果预成冠就位位置理想，需要要求儿童再次咬住预成冠（或垫上棉卷咬住），或医生用手指按压2~3分钟，直至玻璃离子水门汀完全凝固（图13.8），防止预成冠回弹，影响治疗的封闭效果，也可防止增加不必要的咬合高度。

图13.8　85带冠过程：（a）医生用手指向下按压预成冠；（b）儿童紧咬牙冠就位；（c）检查牙冠位置，去除多余玻璃离子水门汀；（d）儿童再次紧咬棉卷3分钟，直至玻璃离子凝固

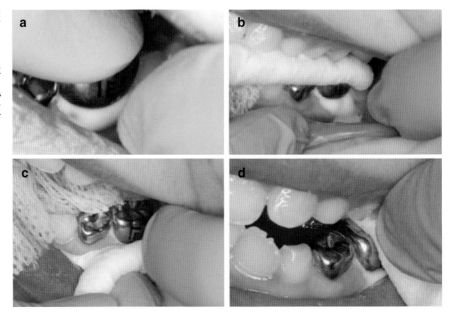

13.8.5　第5步：去除多余玻璃离子水门汀，检查咬合

最后一步，用挖匙清除牙齿周围多余的玻璃离子水门汀，用牙线清理邻面（图13.9）。一定要提醒

家长，儿童可能会感觉牙齿咬起来有点高（图13.10），这种感觉通常会在几天或1周内得到缓解，几周内咬合便会重新达到平衡。当然也有许多儿童根本没有注意到咬合垂直距离（OVD）的增加，也没有感到任何不适。乳牙列期几天内就能适应轻度开𬌗，在数周内咬合就能完全恢复正常，没有证据表明这种过程有任何不利的影响[27]。

图13.9 （a～c）治疗结束前，应使用牙线去除所有残留在邻间隙的玻璃离子

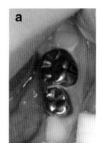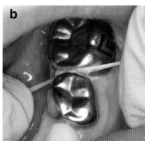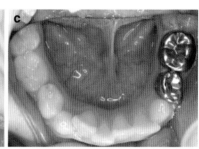

图13.10 85牙冠粘接后即刻照：（a）右侧侧方咬合照；（b）左侧侧方咬合照。可观察到OVD增加约1.5mm，这种情况在几周内会缓解

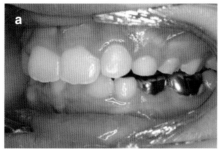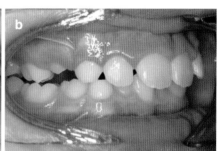

13.9 思考

Hall技术是一种基于生物学，可有效治疗无临床症状的乳磨牙龋的方法。它不仅可以减少去腐过程中牙髓暴露或牙髓受激惹的可能，还因为其对牙冠的完全包绕，降低了其他牙面再患龋的风险。与常规充填方式的成功率（50%～80%）相比，Hall技术的成功率明显较高（＞90%）[8-13]。此外，传统冠修复方式的成功率（94%）[14]和Hall技术的成功率（97%）都提示我们预成冠技术在儿童口腔科的日常诊疗中十分重要。和所有临床治疗一样，想要治疗成功，一定需要对病例的适应证进行仔细选择，要对龋损进行精准诊断，也要通过临床检查和影像学检查对牙髓状态做出判断。医生要有能力向家长和儿童清楚地说明所有涉及事项，同时还需要具有良好的儿童行为管理能力。至于预成冠的外观问题，儿童可能普遍可以接受，反而需要注意家长是否介意预成冠的美观性[24]。总之，Hall技术成功率高、经久耐用，是成本效益较高的一种乳磨牙治疗方案。

（汪鹭 译 李荣智 审校）

美学修复
Esthetic Restorations

Luciano Casagrande，Jonas A. Rodrigues，
Adriela A. S. Mariath，Tathiane L. Lenzi，
Fernando B. Araujo

第14章

14.1 引言

　　龋病仍然是全世界牙齿脱落的主要原因之一。目前牙科学的治疗理念正在向无创和微创转变，这一理念的转变引发了日常临床实践的持续更新。

　　目前有不少文献讨论了我们到底应不应该对乳牙龋进行修复[1]。有一些研究指出，在没有致龋生物膜的情况下保持龋洞开放，有可能会成为常规修复或非创伤性修复治疗（ART）之外的另一种选择[2-3]，尤其是考虑到，乳牙在口内的存留时间。但是，也有其他研究表明，乳牙列中未治疗的龋齿是引起疼痛的主要原因[4]，而疼痛会导致牙科恐惧[5]。

　　无法清洁的活跃性乳牙龋，需要进行有创治疗。乳牙列阶段进行修复的主要目的是将乳牙保留在牙弓中直至生理性脱落，同时对功能、美观以及心理情况也有所改善[6-7]。因此，乳牙的修复体应能保持至牙齿生理性脱落。

　　多年来，银汞合金一直是最常用的乳牙修复材料之一[8-9]。不过，人们仍对汞的潜在毒性影响倍加关注，尽管研究并未指出银汞对患者存在有害影响[10]。从临床角度来看，阻碍银汞合金使用的原因是材料特性，使用它需要去除大量的健康牙体组织，这与目前流行的微创概念不相符。同样，在预成氧化锆冠的使用过程中也存在相同的顾虑，尽管氧化锆美观性高、磨耗率低，但氧化锆冠的就位和调整必然需要磨除更多健康的牙体组织。

　　目前来看，玻璃离子水门汀和复合树脂仍然是儿童口腔中最常用的直接修复材料。谈到它们的适应证选择，不仅仅需要考虑材料的理化性质，尤其还需要考虑儿童的牙齿治疗需求，例如牙齿的破坏程度、龋病引起的功能和美学问题以及儿童的行为因素[11]。

　　本章遵循微创原则，向读者介绍更简化、"对患者友好"的乳前牙和乳后牙修复技术，帮助临床医

L. Casagrande (✉) · J. A. Rodrigues · A. A. S. Mariath · T. L. Lenzi · F. B. Araujo
Department of Surgery and Orthopedic, Faculty of Dentistry, Federal University
of Rio Grande do Sul, Porto Alegre, Brazil
e-mail: luciano.casagrande@ufrgs.br

© Springer International Publishing AG, part of Springer Nature 2019
S. C. Leal, E. M. Takeshita (eds.), *Pediatric Restorative Dentistry*,
https://doi.org/10.1007/978-3-319-93426-6_14

生提高日常临床实践能力。

14.2　选择性去除龋损组织

随着粘接修复材料和微创技术的发展，龋损的修复只需要去除受感染的龋损组织，不再需要为了提高材料的临床性能而设计额外的洞型固位型。"粘接预备"能够去除大部分受感染牙本质，并能限制细菌通过密封边缘界面的渗透作用，从而在敏感性和美观性方面均获得良好的临床表现，因此，"粘接预备"具有重要的生物学意义[12]。

当前龋病管理准则建议，对于浅中度洞型龋损，如果强调修复体的寿命，应采用选择性去腐方法将腐质去除至韧化牙本质层（图14.1）。不过，对于深龋的活髓牙，则应优先考虑保存牙髓，此时选择性去腐时可保留牙髓正上方的软化牙本质以避免露髓，同时龋洞边缘（即洞周牙本质）需要去至硬化牙本质层（探诊有刮擦音）[13]（图14.2）。研究表明，无论是否使用氢氧化钙垫底，剩余的龋损组织的质地都会变硬、颜色会变暗且受感染程度降低[14-16]。最近的一项随机临床试验证实，在深乳牙龋中，选择性去龋（SCR）至软化牙本质具有较高的临床成功率和影像学成功率。这一临床策略的另一个优势在于：一步法不完全去龋（选择性去龋）临床操作时间更少，患者的不适感降低，这在对儿童进行治疗时尤为重要[17]。

将脱矿牙本质保留在深龋洞底的最大益处是可以避免牙髓暴露，使修复操作更简单、高效。因为儿童的"行为"多变，选择性去腐在儿童口腔治疗中特别实用，当儿童不太配合时，对治疗的灵活性要求就很高。

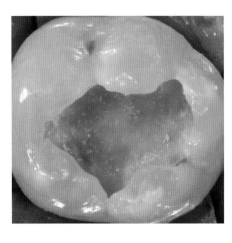

图14.1　浅中度洞型龋损

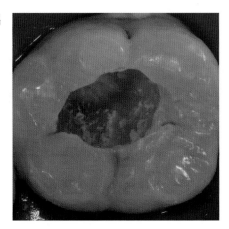

图14.2　深龋的活髓牙

14.3　乳前牙及乳后牙的修复步骤

14.3.1　病例1（相对隔湿条件下乳磨牙选择性去腐后行复合树脂修复）

对成人的相关研究表明，进行直接复合树脂修复时，使用橡皮障并不是使修复体持久留存的必要先决条件[18-19]。但是，这一研究结果并不适用于儿童，因为在儿童的诊疗过程中"行为"因素很重要。有若干因素都与儿童牙体修复失败有关。而医生的临床经验、术区进行绝对隔湿似乎更有助于牙体修复获得更高的成功率[20]。

儿童使用橡皮障的主要目的在于控制口内湿度以及患者舌头的运动，同时为黏膜组织提供保护。但是，使用橡皮障时需要局部麻醉，这一点并不是所有家长都能接受的。因此，在没有牙髓暴露的风险时，可采用棉卷进行相对隔离，这种方法尤其适用于𬌗面龋洞，因为邻面修复需要使用楔子和成型片，这可能会给患者带来疼痛和不适。

图14.3展示了对一名配合的3岁儿童进行上颌第二乳磨牙𬌗面及腭侧面活跃龋修复治疗的临床步骤。临床检查后，拍摄X线片，显示病变的深度和根分叉/根尖周区域的情况。龋损位于牙本质内层（图14.3a），未见牙髓受累的不可逆症状或体征（图14.3b）。采用低速不锈钢钻（图14.3c）和挖匙（图14.3e）对龋损组织进行去除。侧壁去腐去至硬化牙本质层，洞底区域选择性去腐，根据视诊和探诊的标准调整去腐深度直至髓腔上方，保留这部分软化牙本质（图14.3d）。用酸蚀–冲洗粘接系统（Adper Single Bond；3M）和复合树脂（Filtek™ Z350，牙本质A2；3M）充填龋洞（图14.3f）。中央窝进行窝沟封闭，防止微生物膜积聚。

该技术是一种简单的、快速的、微创的、用于恢复低龄儿童口腔健康的替代治疗方案。

图14.3 病例1

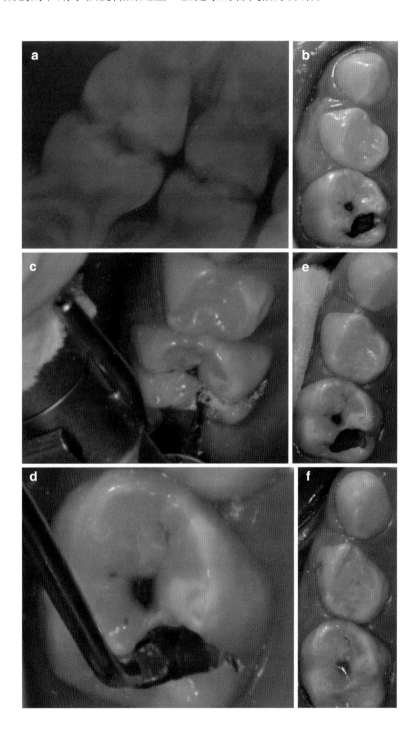

14.3.2 病例2（乳磨牙修复失败后的微创修补）

在临床上，乳牙修复体发生缺损时应尽可能将原修复体维持到牙齿脱落，不需要再次干预[21]。但是，如果修复体的缺损可能导致菌斑生物膜积聚，引发继发龋或釉质壁折裂时，则必须对此类有缺损的修复体进行再治疗。

图14.4显示了将第一乳磨牙有缺损的修复体更换为复合树脂的修复过程（图14.4a，b）。在修复过程中，使用棉卷对术区进行相对隔离。基于微创的原则，未进行麻醉，使用低速不锈钢钻和挖匙进行选择性去龋，直达硬化牙本质（图14.4c，d）。修复龋洞采用了简化的修复步骤（图14.4e~h）：包括使用自酸蚀粘接剂（Scotchbond Universal；3M）和大块充填复合树脂（Filtek™ Bulk Fill；3M ESPE），操作简便且材料延展性好。该简化步骤减少了复合树脂分层充填的步骤，耗时更少，操作对患者"友好"。

图14.4 病例2

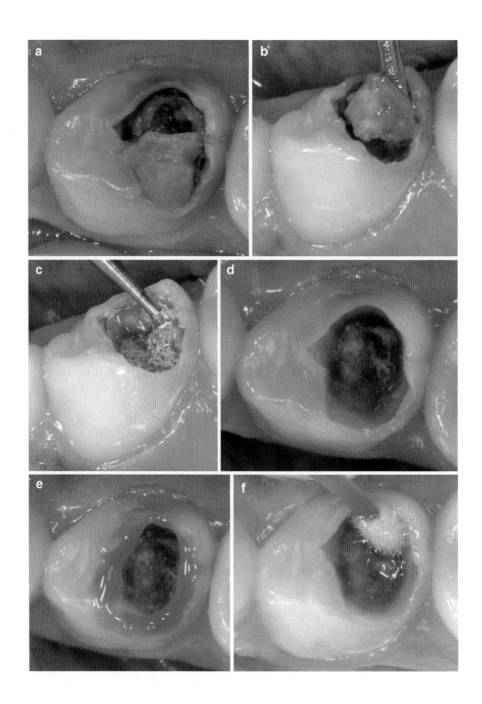

图14.4（续）

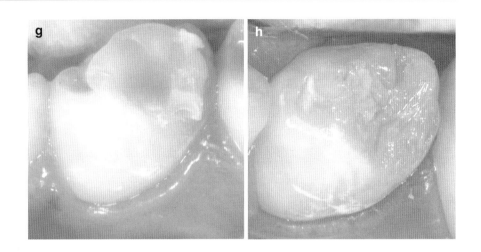

14.3.3　病例3（乳磨牙选择性去龋或完全不去龋行复合树脂充填）

这个临床病例分别阐释了位于乳磨牙牙本质浅层和深层龋损的微创治疗方案（图14.5）。口内检查中发现2个无症状的活跃性洞型龋损：一个位于74的邻𬌗面，另一个75的𬌗面。辅助检查采用根尖片，拍摄根分叉/根尖周区域（图14.5a）。病变分别位于牙本质内层（74）和牙本质外层（75），未见牙髓不可逆病变的影像学表现。为患者注射局部麻醉，并在橡皮障隔湿下进行治疗（图14.5b）。使用低速不锈钢车针以及挖匙去除74龋损组织（图14.5c）。将洞缘釉质层和牙本质层预备至硬化牙本质层（探诊有刮擦音）。在"牙髓暴露风险"的部位，根据视诊和探诊（使用钝头探针确认）评估指征进行选择性去腐，保留髓腔上方的软化牙本质层。先使用氢氧化钙进行垫底（Dycal；Dentsply Caulk，Milford，DE，USA），放置成型片和楔子，使用酸蚀–冲洗粘接系统（Adper Single Bond；3M）进行复合树脂（Filtek™ Z350；3M）充填（图14.5d）。对于第二乳磨牙（75），未去除龋损组织，使用的是相同的修复系统充填龋洞（图14.5e）。咬合翼片显示远中𬌗面修复体在颈缘处密合（图14.5f）。

图14.5　病例3

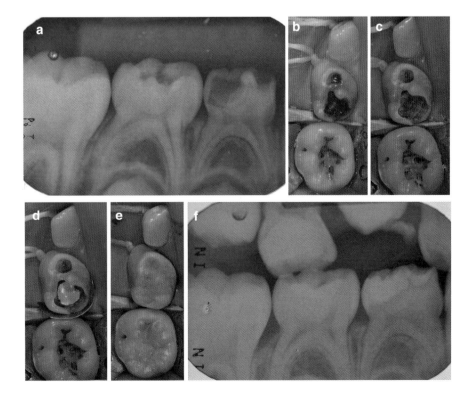

14.3.4 病例4（乳切牙微创预备后的美学修复）

这个病例展示了一名4岁儿童（图14.6a，b）51活跃性龋损的治疗。为了尽可能保留牙体组织，我们对患牙分牙48小时（图14.6c，d），以便更好地暴露龋损区（图14.6e，f）。由于牙间乳头存在炎症，必须对术区进行绝对隔湿，在隔湿前，对上切牙的切牙边缘进行了修整，使微笑更加协调（图14.6g）。

局部麻醉和橡皮障隔湿后，放置楔子保持先前分牙获得的邻面间隙（图14.6h）。金刚砂车针自唇侧进入牙本质病变区（图14.6i），保守去除釉质达牙本质层（图14.6j，k），用低速不锈钢车针对龋损组织进行去除。

用酸蚀–冲洗粘接系统（Adper Single Bond；3M）和复合树脂（Filtek Z350 A1 Dentin和Filtek Z350 A1 Enamel；3M）修复龋洞（图14.6l～n）。

图14.6　病例4

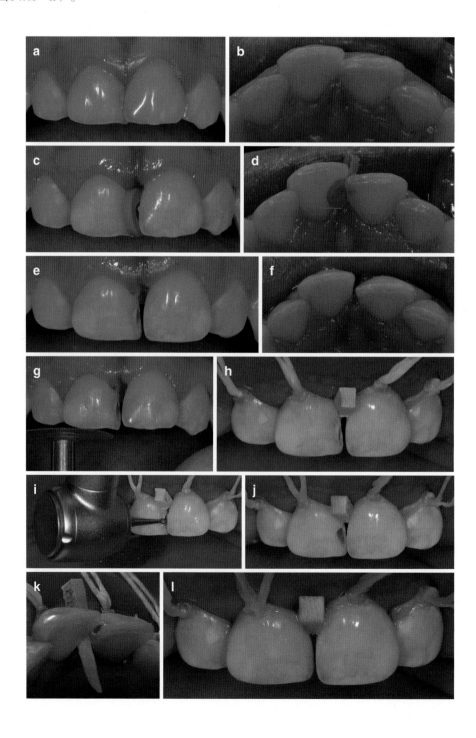

图14.6（续）

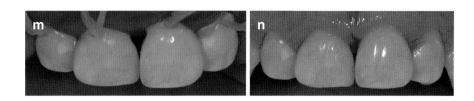

14.3.5 病例5（重度低龄儿童龋乳前牙的树脂修复）

这个病例是一名4岁重度低龄儿童龋（sECC）男孩上颌4颗前牙的临床治疗过程（图14.7a）。患儿的配合度良好，无自发痛，X线检查也未显示根尖周病变。首先用藻酸盐制作牙模，然后用硅橡胶印模（图14.7b）复制出腭侧导板用于后续修复（图14.7c）。

治疗过程中未使用局部麻醉，术区采用相对隔离（棉卷）技术，将排龈线放入牙齿颈缘以控制龈沟液的渗出（图14.7d，e）。

修复治疗的具体顺序见图14.7。采用酸蚀–冲洗粘接系统（Adper Single Bond；3M）（图14.7f，g），使用复合树脂（Filtek Z350 A1 Dentin和Filtek Z350 A1 Enamel，3M）（图14.7h），分层充填修复上颌乳中切牙（图14.7i~k）。

术后同时制作了一个硬质的前牙保护板（延伸至尖牙区）推荐患者使用，防止修复体折断（图14.7l，m）。建议患者尤其是在夜间进行佩戴，因为夜间下颌的不自主运动（Involuntary eccentric movements）最为频繁。为了防止误咽风险，在该前牙保护板上拴结牙线。1周后采用同样的技术对侧切牙进行修复，并在4颗切牙的牙颈部额外使用遮色树脂模拟尖牙的"白垩色斑块静止龋"（图14.7n），尽可能修复出令患儿满意的美学效果（图14.7o），患儿的自尊心迅速恢复。

图14.7 病例5

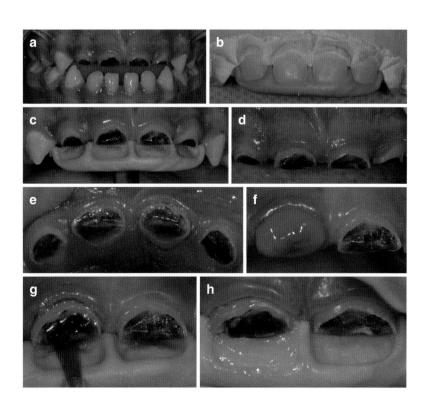

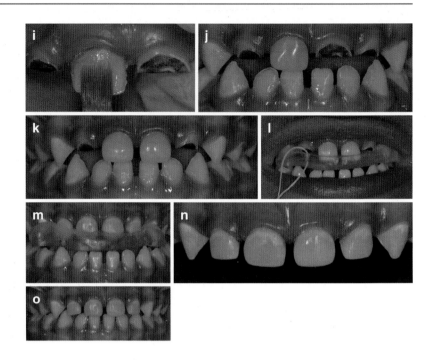

14.3.6　病例6（树脂改良性玻璃离子水门汀在乳磨牙中的修复）

这个病例展示的是使用树脂改良性玻璃离子水门汀（RMGIC）修复一名6岁儿童洞型牙本质龋的具体过程（图14.8a）。据母亲描述，既往有失败治疗史，儿童在手机运转的那一刻无法配合治疗只好作罢。由于龋洞的开口足够大允许挖匙进入，因此只使用了手动工具对龋损区进行清理，去腐直至达到韧化牙本质层（图14.8b，c）。之所以决定使用RMGIC（Gold Label 2lc，GC）是基于该技术的简便性，以及儿童的行为特点。修复体的最后效果如图14.8d所示。请注意，第一乳磨牙远中面也使用了相同的方法进行修复（Courtsey：Dr Leal SC）。

图14.8　病例6

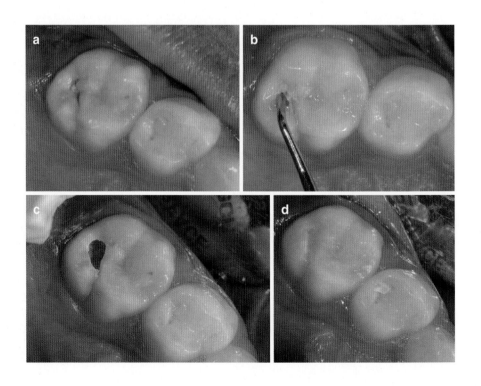

14.4　思考

修复体修复洞型龋损可以帮助患者进行菌斑控制、保护牙髓-牙本质复合体、恢复牙齿的功能和美观，同时不会造成不必要的损伤。去除龋损组织是为了为修复的持久创造条件、保存健康可再矿化的组织、对牙体组织实现充分的封闭、保持牙髓健康、最大限度地保证修复成功率[13]。

选择性去龋是为了通过去除不可再矿化的感染牙本质，为牙髓愈合创造条件，避免牙髓暴露。这是一种更为简化的、"对患者友好"的技术。对患者而言，所需要的临床治疗时间更少，其焦虑和不适感也有所降低，这一点在儿童口腔中尤为重要。

牙医对龋病应有龋病管理的意识，控制现有洞型龋损的活跃度，保护牙体硬组织，尽可能长期地保留牙齿[13]，尽可能避免进入"修复循环"（Restorative cycle）。

现有的文献指出，在修复体的留存率中，患者相关因素发挥着重要作用，患者相关因素包括口腔卫生状况和患龋经历等。在专注于健康教育和动机激励的口腔健康项目中，依从性高的患者，其修复体的留存率也较高。

（陈新鹏　译　陈思慧　审校）

低龄儿童龋
Early Childhood Caries

第15章

Soraya Coelho Leal，Eliana Mitsue Takeshita

15.1 引言

低龄儿童龋（ECC）被认为是全世界范围内的公共卫生问题，超过60万儿童的乳牙都存在着未治疗的洞型牙本质龋[1]。毋庸置疑，低龄儿童龋对儿童生活产生了各种消极的影响，如咀嚼困难、食欲和体重下降、易怒、睡眠障碍、自尊心下降、学习成绩差等[2-5]。

重度低龄儿童龋（sECC）涉及乳牙列的所有牙齿（图15.1），如不加以治疗，将会导致牙痛、感染和脓肿[6-7]。此外，牙科相关治疗费用通常都比较高，某些病例甚至还需要全身麻醉和住院治疗。婴幼儿口腔健康问题中，重度低龄儿童龋是其住院的主要原因[8-10]。

此外，那些有"由于龋病而有拔牙史、瘘管/脓肿史和牙髓暴露史的儿童"的家庭，通常其生活质量会更差一些。这些家庭的父母在很大程度上会对孩子的口腔健康状况感到内疚，并且经常因为需要解决这些问题而不得不请假[6]。

图15.1 一名26个月龄大的儿童，其所有牙齿都有龋齿，为重度低龄儿童龋的典型临床表现

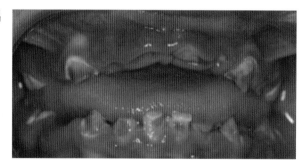

15.2 预防与治疗

低龄儿童龋的预防应始于产前期。有备孕计划的母亲是健康教育的理想对象，因为她们的态度会对

S. C. Leal (✉) · E. M. Takeshita
Department of Pediatric Dentistry, Faculty of Health Science, University of Brasilia, Brasília, Brazil

© Springer International Publishing AG, part of Springer Nature 2019
S. C. Leal, E. M. Takeshita (eds.), *Pediatric Restorative Dentistry*,
https://doi.org/10.1007/978-3-319-93426-6_15

家庭成员产生叠加影响，影响整个家庭的饮食习惯和口腔卫生习惯[11]。此外，母亲是影响儿童口腔卫生习惯形成的关键人物[12-13]。为了达成这一目标，她们应当接受如何正确维护儿童口腔卫生的相关指导，并鼓励她们将所学付诸实践。此外，由于饮食是预防重度低龄儿童龋的关键因素，她们也需要提前接受关于饮食习惯的指导。过早接触含糖饮料的儿童更易罹患重度低龄儿童龋[14-15]。

比起让牙齿发展至严重牙本质龋损后再进行治疗，对（重度）低龄儿童龋进行预防是更经济、更微创的方式。一项口腔健康项目对受教育水平较低的孕妇进行了定向教育，结合婴儿出生后第1年内定期的预防性口腔检查，证明了口腔健康教育对预防低龄儿童龋非常有效。每年至少参加1次该项目的儿童，乳牙龋面均为0.25（标准差为0.93），而未参加项目儿童的龋面均为4.12（标准差为6.56）[13]。这些结果证实了儿童第一次看牙年龄应该在12个月龄左右或在第一颗牙齿萌出时[16-17]。

一般来说，婴儿的口腔健康检查还应包括与其父母进行的详细沟通，以获得评估儿童患龋风险所需要的信息，沟通之后再进行口腔临床检查，专业人员根据检查结果对患者制订个性化的口腔预防建议并确定复诊间隔[18]。

在与家长进行沟通的过程中，专业人员应当对父母科普健康的饮食习惯，并强调根据年龄使用适量的含氟牙膏的重要性（见第3章）。把龋齿的不同阶段——从最初的完好无损到最终的脱落，通过照片和动画的方式展示给家长，有助于帮助家长理解龋病进展（图15.2）。

与家长沟通后要进行口腔检查，检查时需要根据儿童的年龄选择合适的体位。如果儿童年龄很小，最好采用膝对膝的检查体位（图15.3）。

检查牙齿之前需要先刷牙，因为釉质龋（诊断sECC必不可少）只能在清洁过的牙面上进行检测（图15.4a）。检测釉质龋至关重要，因为此阶段的龋病仍能通过非手术措施加以控制[19-21]（图15.4b）。

图15.2　儿童第一次看牙医时，专业人员使用PPT协助解释如何预防低龄儿童龋

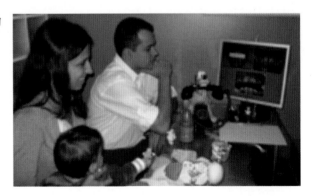

图15.3　牙医与母亲以膝对膝体位进行检查，孩子平躺在他们的膝盖上，牙医得以评估孩子的口腔健康状况

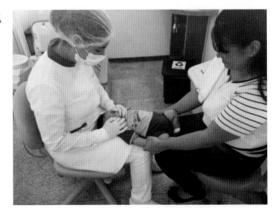

图15.4　（a）清洁后的牙齿上可以看到52、51、61和62唇面存在非洞型釉质龋。51近中可见1个洞型牙本质龋；（b）正在使用氟保护漆控制洞型及非洞型龋损的进展

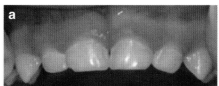
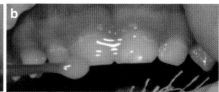

15.3　洞型牙本质龋的龋病管理

正如前几章所述，无论是无创治疗、保守治疗还是常规治疗方法都可以治疗洞型牙本质龋（表15.1）。

表15.1　洞型牙本质龋损的龋病管理路径汇总

洞型牙本质龋的龋病管理路径		
无创治疗	保守治疗	常规治疗
氟化氨银	ART	金属冠/氧化锆冠修复
超级保守方案（见正文描述）	Hall技术	复合树脂修复

专业人员是否选用无创方法而非保守治疗或传统治疗，取决于多种因素，如儿童的年龄、儿童以及父母的合作程度、文化因素、牙科设备和设施、牙医的经验以及治疗费用[22]。例如，对于不配合牙科治疗的儿童来说，如果乳牙龋可以通过刷牙和使用含氟牙膏定期清洁，就没有必要进行修复（图15.5）。这种超保守的方法已被证实能够成功地控制洞型牙本质龋损的进展[23]。

图15.5　一名不配合儿童的第一乳磨牙和乳尖牙洞形的牙本质龋通过超级保守的方法得到控制

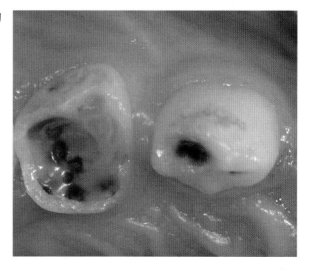

此外，牙痛时，拔牙或根管治疗依然是缓解疼痛的首选方法，虽然这不是本书的重点，但是仍然需要强调一下。具体选择在门诊进行治疗还是在全身麻醉下治疗，需要通过对孩子的临床表现、他/她的配合能力以及费用进行综合评估后，与家长一起做出决定。

以下为3个sECC临床病例，分别采用无创治疗、保守治疗和常规治疗。

15.4　无创治疗：氟化氨银

15.4.1　主诉

一名母亲来看牙医，告知其14个月龄的女儿的牙齿发生了"断裂"（图15.6a，b）。据她描述，其他牙医曾尝试修复这颗牙齿，但没有成功。唯一余留的修复体是图中残留在71上的部分。

15.4.2　既往史

在沟通过程中，这位母亲告知她的女儿目前仍然是按需母乳喂养，孩子已经接触过含糖食物，并且没有定期进行口腔清洁。此外，母亲还告知医生，怀孕期间发生过一些状况导致了早产（32周），孩子出生后在保温箱内观察了4周。

15.4.3　口腔检查结果

61、62和72可观察到不透明区域（图15.6a，b），82颊面可检查到釉质缺损（图15.6a）。此外，52、51、61和81都能观察到洞型牙本质龋。考虑到临床检查时牙本质的质地湿软（图15.6b），判断龋损正处于活跃期。

15.4.4　诊断和治疗

由于龋损位于前牙切缘而非龈缘，可见这是一种非典型的重度低龄儿童龋。推测其原因，可能是因为在产前或围产期时孩子的成釉功能受到影响，从而导致釉质的矿化不全。釉质矿化不全的牙齿在萌出后很快发生了萌出后釉质崩解（Posteruptive breakdown，PEB）。口腔卫生状况差、高频摄入碳水化合物以及萌出后牙体崩解3种因素同时存在，导致了这类侵袭性、猖獗性龋的发生。

在治疗护理方面，指导这位母亲在家中需要改变日常饮食习惯、养成每天使用含氟牙膏等行为，详见第1章所述。治疗的成功在很大程度上取决于是否能够让家长意识到他们在孩子口腔健康方面的责任。

考虑到儿童缺乏配合能力，并且需要立即停止龋的进展，医生决定使用氟化氨银（SDF）进行治疗。正如第7章所述，该产品的主要缺点是会使龋损组织染成黑色。基于此考虑，医生告知父母氟化氨银的副作用，不过即便如此，家长还是同意该治疗计划，签署了知情同意书。

图15.6c和d展示了氟化氨银的使用过程，从图15.6e和f可以观察到15天之后的最终效果。尽管这位

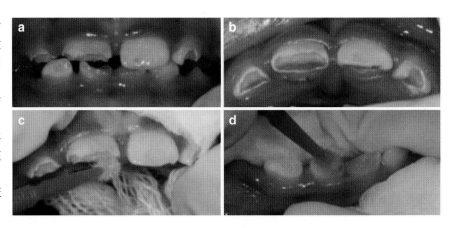

图15.6　（a）一名14个月龄的女童，对其前牙进行临床检查：52、51、62和81观察到洞型牙本质龋。此外，61，62，72和82可见白垩色改变，这会导致发生釉质萌出后崩解；（b）可以观察到活跃的牙本质龋；（c，d）使用小毛刷在龋损上应用氟化氨银；（e，f）应用氟化氨银15天后的临床所见

图15.6（续）

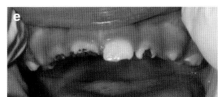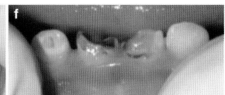

母亲对牙齿的黑色外观并不满意，但是仍然承认发生染色的部分变得坚硬了，这样能够允许她为孩子刷牙，这种情况在使用氟化氨银之前从未发生过。

15.5　保守治疗：ART

15.5.1　主诉

这位母亲的主诉是其30个月龄的儿子前牙有龋。

15.5.2　既往史

小朋友的全身健康状况良好。在问诊的过程中，这位母亲陈述，孩子自己刷牙，每天1次（通常在午餐之后），刷牙后母亲会用一瓶巧克力口味的甜牛奶哄他入睡。

15.5.3　口腔检查结果

口腔检查的结果显示，51和61近中面存在洞型牙本质龋（图15.7a），52、62、74、72、82和84颊面存在活跃釉质龋。

15.5.4　诊断和治疗

这名小患者配合程度尚可，但是考虑到其年龄和活跃龋的数量，最终还是决定依据非创伤性原则，采用高黏度玻璃离子充填龋洞。在实施充填修复之前，向这位母亲介绍了如何帮助孩子刷牙以及使用含氟牙膏的重要性。牙医和这位母亲一同探讨了糖在龋病进展中的作用，这位母亲决定不再使用奶瓶。

检查发现51近中有一薄层无基釉，可用手动工具轻易去除（图15.7b）。去除釉质后，所有的龋洞都能够被清理至韧化牙本质层，所有釉牙本质界处的龋损组织都可被清除干净（图15.7c）。最后用自固化的高黏度玻璃离子对这些龋洞进行充填（Fuji IX®，GC America），图15.7d和e展示了最终的修复效果。

图15.7　（a）51、61近中洞型牙本质龋；（b）龋洞开放，使用手用工具很容易触达；（c）注意完全清除釉质和釉牙本质界的龋损组织；（d，e）修复术后外形即刻照

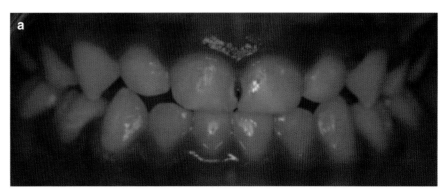

图15.7（续）

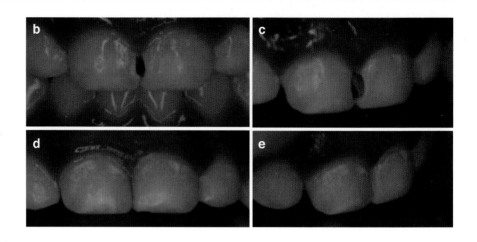

15.6 常规治疗：复合树脂

15.6.1 主诉

前牙美观是母亲和孩子共同的主诉。需要重点强调的是，小患者（一名4岁的女童）说她不喜欢笑，因为她的牙齿"看起来不好看"，她的同学在学校经常会因为这个问题嘲笑她。

15.6.2 既往史

据母亲描述，1年前曾经尝试治疗，但是由于孩子配合度欠佳，他们最终决定推迟治疗。与此同时，父母在夜间不再使用奶瓶给孩子喂奶，每天使用1100ppm F的含氟牙膏给孩子刷牙。

15.6.3 口腔检查结果

口腔检查的结果显示，51、52、61和62存在洞型牙本质龋（图15.8a）。龋损为静止龋，但是52和62的龋洞非常深（图15.8b）。患者否认自发痛。X线影像验证了临床诊断（图15.8c），但是患牙是否需要进行牙髓治疗尚需医生在术中具体判断。

15.6.4 诊断和治疗

考虑到龋齿的静止性以及美观要求，复合树脂是修复该患牙的最适合材料。

放置橡皮障前需要进行局部麻醉，使用低速手机去除龋损组织，清理至韧化牙本质层。去龋后未观察到牙髓暴露（图15.8d）。图15.8e展示了最后的修复效果。

图15.8 （a）一名4岁女童前牙的最初表现，可见51、61和62颊面存在洞型牙本质龋；（b）所有前牙（包括52）的腭侧均发现洞型牙本质龋；（c）X线验证52及62龋洞很深；（d）所有龋损组织去除后的外观；（e）修复后牙齿外形即刻照

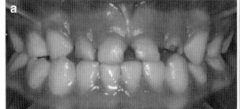
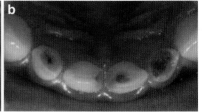

图15.8（续）

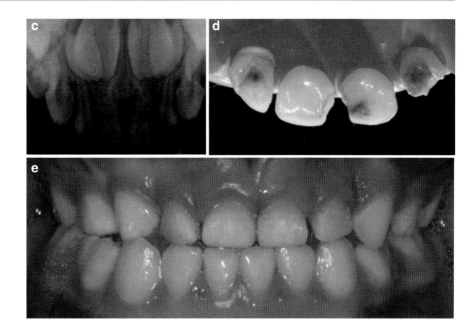

15.7　思考

- （重度）低龄儿童龋的预防依赖于对父母/监护人进行良好的口腔卫生及饮食习惯教育。
- 儿童第一次看牙医应该在12个月龄左右或第一颗牙齿萌出时。
- 在龋病发生的最初阶段对釉质龋进行检查登记是无创控制龋病的关键。
- 一旦发现洞型牙本质龋，可采用不同的策略管理低龄儿童龋。决策过程需要充分考虑各方面的因素，如儿童的年龄、儿童及父母的配合程度、文化因素、牙科设备和设施、牙医的经验以及治疗费用。

（陈思慧　译　陈新鹏　审校）

口腔卫生维护
Oral Health Maintenance

第16章

Eliana Mitsue Takeshita，Fernanda Raposo，

Lúcia R. M. Baumotte，Vanessa R. Carvalho，

Ana Cristina C. Rodrigues，Soraya Coelho Leal

16.1　引言

　　家庭（儿童和家长）与口腔专业人员之间进行互动承诺是确保治疗成功以及维持儿童口腔健康的重要方式。因此，医生在进行治疗的同时，还需要鼓励儿童及家长继续保持已经养成的、良好的家庭口腔卫生习惯。这个任务并不容易，专业人员应该认识到，有口腔诊疗需求的人群，其口腔健康素养不尽相同，我们需要采取不同的沟通方式来帮助儿童及其家庭。所谓口腔健康素养，指的我们所服务的儿童及家长"获取、处理、理解口腔基础健康知识以及相关服务，并做出对其健康有利决策的能力的高低"[1]。

　　一般来说，口腔保健计划的目标应包括如下几点：维护患者的口腔健康、避免龋损和/或牙周疾病以及错𬌗畸形的再次发生，或者即便发生也能得以在早期阶段进行诊断。所以，一旦口腔治疗结束，就应当立即根据患者的个人需求为其设计口腔保健计划；否则，疾病的控制可能就是无效的。这种主动的预防会增加治疗的成功率。

　　对患者进行修复，并不意味着龋病得到了控制或者已转为静止。虽然事实上，修复体的确也是管理可清洁的洞型龋损、阻止菌斑堆积、保护牙髓-牙本质复合体、封闭病变区使龋齿停止发展的最佳策略[2-3]，但是充填体修复并没有解决导致龋病的根本原因。正如第4章和第5章所述，口腔卫生和饮食习惯以及氟化物的使用，才是控制龋病更为关键的因素。

　　对患者口腔健康状况进行监测，最常见的、最有效的办法就是"复诊"，即"末次检查时口腔健康状况良好的患者，按照计划、非突发地进行复诊"[4]。复诊时需要进行临床检查，来评估是否出现了口腔疾病的症状或者体征，并重新对既往治疗进行评估，包括旧的修复体。虽然全世界的牙科协会都推荐进行这样的随访性复诊，但有一项Cochrane系统评价指出，尚缺乏足够的证据证实这种复诊策略的实际

E. M. Takeshita (✉) · F. Raposo · L. R. M. Baumotte · V. R. Carvalho
A. C. C. Rodrigues · S. C. Leal
Department of Dentistry, Faculty of Health Science, University of Brasilia, Brasilia, Brazil

© Springer International Publishing AG, part of Springer Nature 2019
S. C. Leal, E. M. Takeshita (eds.), *Pediatric Restorative Dentistry*,
https://doi.org/10.1007/978-3-319-93426-6_16

效益，同时这项系统评价指出，牙科检查的最佳隔时间也缺乏证据[4]。但这并不意味这些措施无效，只是提示需要针对这个问题做更多的纵向研究。同时，口腔专业人员更需要关注患者的个体化需求，并在此基础上为他/她设计口腔健康维护计划。

16.2 回访性复诊

传统上来说，很多来自不同国家的口腔专业人员推荐每6个月进行1次牙科检查。但是，正如本章前面提到的，并没有详实的证据支持这种复诊建议[4]。基于此，英国国家健康防护研究所（NICE）于2004年提出如下建议：总体而言，应根据患者的个体口腔风险状况来制订其回访复诊的频率，18岁以下人群在1年内至少要进行1次回访性复诊[5]。每次进行回访性复诊时，都应根据患者的患龋风险和其自身维持口腔健康的能力水平来调整复诊频率，具体可从每3个月1次到每12个月1次不等。这与美国儿童牙科协会（AAPD）发布的指南是一致的，AAPD指南建议，回访性复诊应该根据患者的个人需求和患龋风险来决定，间隔可以多于或少于6个月[6]。

谈到龋病的复诊，口腔专业人员可以根据第1章里提到的龋病风险评估（CRA）模型或者其他类似的工具评估患者的患龋风险情况，决定随访的周期具体该是多久。建议在每次进行口腔检查时，都应该使用龋风险评估工具重新评估，来预估患者是否有新龋病发生的可能性[7]，基于重新评估的结果再确定复诊间隔。为了便于将临床检查结果和复诊间隔联系起来，采用了一系列变量，将儿童的龋风险分类为："低""中""高"风险[8]，如表16.1所示。

根据这一评估模型，基于患者不同的个体化需求，设立长短不同的回访性复诊间隔（图16.1）。

表16.1 龋风险评估和复诊间隔

龋风险分类	分组	临床表现	复诊间隔
低风险	A	没有洞型龋损，牙齿没有修复体，没有菌斑，没有牙龈炎，（和/或）没有活跃性的早期龋病变	12个月
中风险	B	牙齿有修复体。没有菌斑，没有牙龈炎，（和/或）没有活跃性的早期龋病变	6个月
	C	只有静止龋，没有菌斑或牙龈炎	6个月
高风险	D	有菌斑、牙龈炎，和/或活跃性龋损，没有洞型龋损或牙齿修复体	3个月
	E	有一个或者多于一个的活跃性洞型龋损	3个月

图16.1 （a~c）一名拥有健康牙列的4岁儿童的口腔照片，没有既往龋损。复诊周期为12个月以内；（d）一名3岁孩子的前牙图片，可以看到有洞型龋损和非洞型龋损；（e~g）牙体修复后拍的即刻照（前牙和84、74邻面），75、85使用ART技术治疗后的照片。根据釉质病变的数量和修复体数量，这名儿童的回访性复诊的周期为3个月

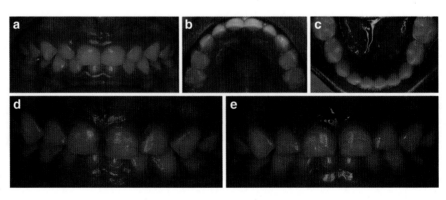

图16.1（续）

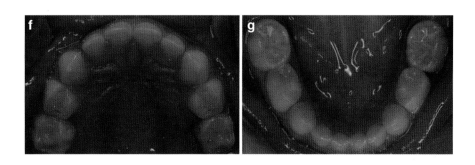

　　一项系统评价发现，患者进行预防性口腔检查的年龄越早，就会越愿意接受后续的预防性检查，在日后面临牙科修复性治疗的可能性就会越小[9]。此外，当儿童在连续看牙的过程中逐渐接触了牙科环境，他们的牙科焦虑水平会降低[10]，更不用说对他们口腔健康相关的生活质量的提升。众所周知，不良的口腔健康状况会对饮食、语言、自尊和成长产生负面影响，牙痛的儿童可能易怒、孤僻、无法集中注意力，每年至少会因此缺课一天[11]。通过定期牙科检查，还可以防止发生类似修复体边缘缺陷导致的感染或者牙痛等严重后果。

16.3　回访性复诊时需要评估的具体项目

　　在确定孩子的复诊间隔时，除了使用CRA模型，还需要考虑一些其他的重要因素，这些因素的重要性依据孩子年龄的不同而有所差别。对于乳牙列的孩子（0~5岁）来说，需要着重考虑碳水化合物的摄入频率、口腔卫生习惯、氟化物的使用。如前几章所述，龋病是一种依赖于生物膜的疾病。频繁摄入糖类使口腔形成低pH环境，打破了牙齿脱矿-再矿化的平衡，导致了釉质表面的早期破坏。随着时间的推移，就会逐渐形成龋洞。在这个年龄段，低龄儿童龋（ECC）的出现很常见，如果没有尽早治疗，会导致乳牙早失（见第15章）。因此，在回访性复诊时，应该根据第4章对父母和照护者加强饮食指导。

　　口腔卫生情况具体应该通过检查易患龋牙面上的生物膜来进行判断。对于这个年龄段，最容易患龋的牙齿表面依次是上下颌第二乳磨牙的𬌗面、上下颌第一乳磨牙的𬌗面、上颌中切牙的颊面和近中面[12-13]。因此，家长应注意刷牙时需要特别注意这些特殊的牙齿部位。此外，家长应该意识到，如果出现了低龄儿童龋，通过定期使用含氟牙膏破坏生物膜的形成，是可以控制和中止龋病进展的[14-15]。

　　除了加强口腔卫生，局部使用氟化物也是防止牙齿脱矿和促进再矿化的重要措施。无论患龋风险高低，都建议从第一颗牙齿萌出时就开始每天使用含氟牙膏[16]。如第5章所述，应该指导家长掌握好牙膏的用量。

　　最后应该告知家长，据报道乳牙期的患龋经历、糖和软饮料的摄入、刷牙频率低都是恒牙期龋病的预测因子[17-18]。如果一名孩子5岁时第二乳磨牙上有超过2个牙面的龋损，这一指标就可作为有用的预测因子预判他/她在10岁时会处于高龋风险[19]。

　　混合牙列期的儿童（6~11岁）容易发生恒牙龋病，主要发生在第一恒磨牙的𬌗面，这是由于他们刷牙效率低导致菌斑生物膜堆积，以及此时第一恒磨牙与对颌牙尚未完全建立咬合[20]。另外，新萌出的牙齿处于萌出后成熟过程，这也增加了龋病发生的易感性[21]。此外，这个阶段有一种釉质发育缺损——文献中称为磨牙切牙矿化不全（MIH，第7章），也会增加第一恒磨牙患龋的概率。管理这些临床状况的策略在第5、7、8章中有介绍。在确定该年龄组儿童的牙科就诊间隔时间或其他已确定的非典型情况时，应特别注意这些因素。

无论儿童年龄多大，只要在复诊检查中发现了活跃性龋损，都需要立即处理并作为预警缩短复诊时间的间隔。同样的情况也适用于接受了大量牙体修复治疗的儿童，因为充填并不能被视作最终的治疗。在有些病例中，可能会进入"修复循环"，即同一颗牙齿随着时间的推移，会进行多次修复[22]。此外，修复体边缘可能发生继发龋[23]，也会增加修复失败的可能性。

致龋生物膜对于修复体的留存率有负面影响，可能的原因是生物膜会直接导致充填材料的质地变化，不过更可能的是会导致新发龋病的快速进展[24]。一项系统评价就乳牙修复体的留存率及失败原因进行了分析，发现大量的乳牙修复案例失败的主要原因是继发龋，这一点提示我们，口腔专业人员从促进健康的角度来进行儿童牙病的治疗是非常必要的[25]。

> 充填只是牙齿保健计划的一部分，全面的牙齿保健计划不止包括治疗计划，还应该包括预防措施。预防措施包括饮食咨询指导和促进良好的口腔卫生习惯的形成，并且也应该成为口腔保健计划的一部分。

最后，因为在拆除现存修复体的时候，可能会需要去除部分健康的牙体组织，所以需要向家长说明拆除旧充填体的必要性和需要更换充填物的适应证。需要特别注意的是，如果是去腐的时候，尤其是在深龋和极深龋的病例中，采取选择性去腐策略，保留了部分腐质，那么在后续的X线检查中，充填体的下方会显示出低密度影（图16.2）。所以，医生在患儿的病历中需要详细记录操作过程，并取得家长签字的知情同意书。这样做可以避免医生将其诊断为继发龋。同时还要检查确认是否出现疼痛或瘘管。

图16.2 （a）第一恒磨牙拾面上洞型牙本质龋的临床表现；（b）X线片可观察到深龋；（c）同一颗牙充填后8个月；（d）为了避免露髓进行了留腐充填，X线片可见充填体下方的低密度影（箭头所示）；（e）充填后24个月的临床表现；（f）从影像学表现上来看治疗是成功的，虽然修复体下方仍然可见脱矿区域（箭头所示）

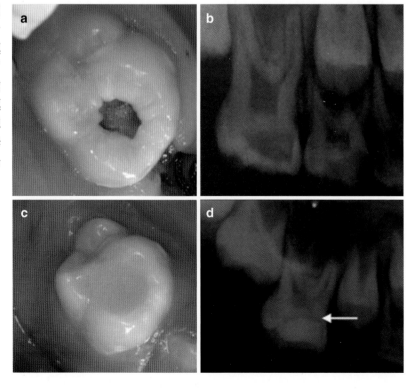

图16.2（续）

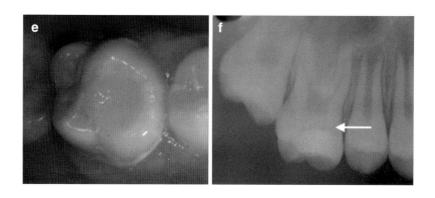

如果乳磨牙的修复体出现继发龋，不一定需要重新充填[26]。建议做个仔细地检查来确定继发龋是否容易清理干净[26]。另外，在决定完全拆除修复体之前，可以考虑一下是否可以用修补来代替完全拆除（图16.3）。

图16.3 （a）一名4岁儿童口内可见55𬌗面上原发性活跃性釉质龋，54近中充填体缺损；（b）在55上进行了ART技术治疗，并对54近中充填体进行了修复

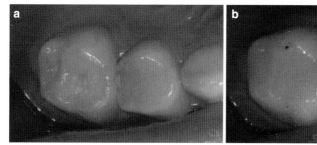

16.4　思考

尽管没有足够的证据来证实回访性复诊的益处，但是有组织、有计划的治疗方案对于控制龋病、获得良好的口腔健康仍然是很重要的。实际诊疗过程中，父母、患者和口腔专业人员之间的依从性也是随着时间的推移而逐渐建立起来的，回访性复诊是加强这种互动联系的有效工具，同时也可以用来咨询可能影响口腔疾病复发的因素。

（岳柳　译　高艳霞　审校）